あなたの隣の精神疾患

春日武彦
Kasuga Takehiko

インターナショナル新書　073

はじめに

精神医学の教科書には、大概、最初の章に精神科医療の歴史といったものが載せられている。さまざまな試行錯誤や経緯（そこには医療者たちの懸命な努力や献身のみならず、無知に基づく非人間的で差別的な所行の数々もあったと強調することによって、現在の医療の正当性を担保する構図になっている）が紹介され、それがあってこそ今の医療に結実しているのである、と説くわけである。そうしたスタイルが教科書作成のいわば「お約束」となっている。

一八世紀の終わりに、それまでは凶暴な犯罪者と同じように鎖につながれ監禁されていた精神病者たちが鎖から解放された。フランスの医師、フィリップ・ピネル（一七四五〜一八二六）がパリのビセトールおよびサルペトリエール施療院にてその解放を行った。時期的にフランス革命と重なっており、まさに自由と博愛の実践といった文脈でこの「鎖からの解放劇」は賛美されてきた。もちろん多くの教科書はその事実を明記し、画家ロベール・フリューリーが描いた「狂人を鎖から解放するピネル」と題されたドラマチックな油彩を図版として添えることもしばしばであった。

なるほど、精神病者を凶暴な犯罪者と同然に処遇するのはおかしいし、人道的にも問題である。だが鎖を外せばそれで解決する話なのか。本当に大丈夫だったのか。マイナス面だってあったのではないのか。世間はそれを容認したのだろうか。当時の精神医学のレベルを前提にして考えてみるなら、激しい興奮や暴力のせいで鎖を持ち出さざるを得なかったケースもあったに違いない。先入観や偏見を別にしても、対応についてはそうシンプルな話ではないだろう。

昨今の日本においては、たとえばゴミ屋敷の住人に対して近隣から「あそこの人はオカシイから、さっさと保健所で何とかしろ」といったクレームが（しばしば匿名で）行政に寄せられる。言動の奇矯《ききょう》な人については「子どもたちに何かあったらどうするんだ、危険じゃないか。一刻も早く精神科に入院させるなりなんなりしてくれ！」と主張する人も稀ではない。そうした社会防衛的発想の一八世紀フランス版がすなわち「施療院の鉄鎖」であったと解釈しても、あながち的外れではないのかもしれない。

というわけでピネルの解放劇についてはもっと深い意味があったのではないかと疑っていたのであるけれど、それは精神科医である小俣和一郎が著した『精神医学の歴史』（第三文明社二〇〇五）を読んで納得がいった。

そもそも、凶暴で危険な精神病の患者を、やっと鎖につないで拘禁したのに、それを再び解いて解放するということ自体、相当に危険な行為だったはずである。もし、再び患者が暴れはじめ、危害を加えるようなことになれば、鎖を断ち切った人物にその責任が転嫁《てんか》されるであろう。それは一種の賭《か》けにも似たリスキーな行為だった。では、それをあえて遂行するために、何が必要だったのであろうか。単純な博愛主義などによってのみ、そうした行為が行われたはずはない。――鎖からの解放という行為を可能にしたものは、鎖を解いても危険性の少ない患者と、逆に解けば危険な患者とをある程度見分ける眼にほかならなかった。逆に言えば、そうした分類眼がある程度ないと、鎖からの解放という事態は起こりえなかったであろう。つまり十八世紀の末ごろになって、はじめて、そうした見分けが可能となったのである。

この記述には深く頷《うなず》かずにはいられなかった。そうだろうなあ。たしかに、鎖を解いても危険性が少ないかどうかを見分けられるだけの知識が一八世紀末の時点において蓄積されていたに違いないのである。

ではそうした知識はどこからもたらされたのか。

観察である。冷静に患者を、精神疾患を、ていねいに観察することで得られる知見の累積。そこからパターンが抽出され、そのパターンに則《のっと》れば患者の振る舞いの将来を予測し得るようになった。患者の生涯を見渡すような広い視野での地道な観察が、最終的には「鎖からの解放」につながったというわけだ。

精神科の診断は、精神疾患の分類体系をもとに行われる。その分類とは、「人は精神的に不調や不具合を生じると、ある特定のパターンに嵌《はま》り込みやすい」といった考えに立脚しているだろう。激しいストレスが持続すれば、人はありとあらゆる精神的不調を呈するわけではない。それなりの「出現しがちな症状のセット」がある。それは人間の精神構造や成育史などによってある程度規定されてくるだろう。あるいは統合失調症などは、脳の生理的な脆弱性や体質が絡んでいるだろう。換言すれば、人は心を病むにしても「前代未聞のユニークな病み方」をすることなどない。少なくとも精神科医からすれば「いかにも」な病み方をするのであり、その「いかにも」がパターンというものに他ならない。

ピネルは観察を重視した医師であった。そんなことは当然と思う読者もいるかもしれないが、近代以前の精神科医には、患者なんかろくに診ず、自分なりの怪しげな理論や学説がまずありきの姿勢が珍しくなかったのである。彼らは学者ではあったかもしれないけれど、医師とは程遠かった。むしろ占星術師に近かったであろう。

昨今、ことにネットなどの断片的な情報や、安直なチェックリストなどをもとに精神の不調を自己判断したり、さもなければ他人を勝手に判断する傾向が目立つように実感される。精神科の外来においても、ネットの知識から自分で診断をつけ、それどころか薬の商品名まで口にしてその処方を希望してくる患者が散見される。そうしたくなる気持ちも分からないではないけれど、チェックリストだとかマニュアルで即断が可能なほど精神医学はイージーなものではない。

精神疾患の特徴のひとつに、「症状に疾患特異性が少ない」という事実がある。例を挙げるならば、多量の吐血をしたらそこから想定される病気は上部消化管（食道、胃、十二指腸）の炎症や潰瘍《かいよう》や癌、さもなければ食道静脈瘤破裂であり、原因疾患の特定はそう困難ではない。左右ほぼ同じように足（下肢）に浮腫が生じたら、心不全や腎不全によって身体に水分が貯留してしまったか、肝硬変やネフローゼ、低栄養などで低蛋白血症となってしまったか、さもなければ甲状腺機能低下症あたりを疑うのが常道であり、下肢静脈瘤やリンパ浮腫、深部静脈血栓症あたりも一応念頭に置く。症状を聞いただけで、可能性のある疾患がかなり絞られる。しかし精神科の場合、たとえば「うつ」という症状はうつ病だけにとどまらない。神経症だろうと統合失調症だろうと認知症だろうとアルコール依存症だろうとパーソナリティー障害だろうと、「うつ」を呈する可能性はある。いや、躁病以外のすべての精神疾患に「うつ」が伴う可能性があり、それどころか健常者だって嫌なことやつらいことがあれば「うつ」状態になる。

このような症状がありますと言われても、それだけでは、精神科ではそう簡単には診断がつかない。日立つ症状のみを云々するのではなく、パターンを見抜かなければならない。そのためには、もっと他に精神症状や心身の異常はないか、それはどんな契機で始まったのか、症状に変化はあったか、過去においてはどうだったのか、本来の性格はどうであったか、生活ぶりはどうだったのか、成育史はどんなものだったのか――そのように時間軸に沿った情報、さらには環境との関連などを把握する必要がある。もちろんそうした情報をすべて入手できるとは限らないけれど、観察代わりの情報を集めることで診断の精度は上がるだろう。

熱が三八度あるからといってそれだけを根拠に肺炎と診断する内科医はいない。同じように、「うつ」だからうつ病と即断する精神科医もいない。ネットの知識を盲信する人たちは、どうもせっかちに過ぎる。

観察という本来の態度に立ち返り、あらためて精神疾患のパターンを確認し理解しようというのが本書の狙いである。パターンとは、精神疾患それぞれの「病気らしさ」であると言い直すことが可能であろう。それを検証することによって、昨今の精神医療における生々しい問題点も浮かび上がってくるだろう。

この小著を通して、読者諸氏が精神疾患に「よりリアルな」イメージを持つようになっていただければ、筆者としても執筆の甲斐があったと笑みを浮かべられる次第である。

目次

はじめに 3

序章 やってはいけない 15

悪魔の誘惑／患者の本当の姿は分からない／気持ち次第／架空の病気
何となくやってみた／一回じゃ済まない

第一章 「うつ」問題 37

「うつ」にもいろいろなタイプがある／抗うつ薬投与の対象になるか？
従来型うつ病の症状（1）／従来型うつ病の症状（2）／自殺について
従来型うつ病の治療／回復までが長引く場合／高齢者の場合
新型うつ病（1）／新型うつ病（2）／補足

第二章　躁と双極性障害　69
ロールス・ロイス／「うつ」の底が抜けると「躁」になる／躁的なもの／双極性障害
双極Ⅰ型とⅡ型／再び、躁的なもの／性格における躁／陽キャと躁

第三章　パーソナリティー障害と「困った人たち」　95
（付　クレーマー対応法）
通俗精神医学本の当たり年／パーソナリティーの偏り／境界性パーソナリティー障害
本質は何なのか／彼らと付き合うときに留意すべきこと／空虚感の由来
クレーマーについて

第四章　神経症は気の迷い？　125
玄関で全裸／神経症と人柄／物語性ということ
宗教やマジナイ、催眠術等で治せるかも、という点について
それでも神経症という言葉はなくならない

砦《とりで》としての神経症とアイデンティティー問題
カウンセリングについて／気のせいではあるけれど

第五章　統合失調症——懐かしい狂気　151
窃盗金魚／広島カープ／連想と日常感覚／節約第一、の人
派手な症状（1）／派手な症状（2）／経過とイメージ／治療のこと、その他

第六章　家という異界　185
当たり前、ということ／喪失（1）／喪失（2）／妄想を作り出す／家の中
異界としての家／家の中の時間／歪な価値観（1）／歪な価値観（2）
家族と認知症老人（1）／家族と認知症老人（2）
家族に精神的余裕を与えるということ／引きこもりの場合

第七章　これは病気なのか　225
幸福の追求／健気な妻／知らぬ仏より馴染みの鬼／毒親／これは病気なのか

金ピカ先生／セルフネグレクト／晩節を汚す／定年後の夫／厄年のこと
歳を取り損ねる／幻の同居人／これは精神科医が扱うべき事案なのか

終章　治ることと元に戻ること　261
原状復帰／T君のこと／病という体験

おわりに　272

序章　やってはいけない

悪魔の誘惑

精神科医になる前に、わたしは六年ほど産婦人科医として働いていた。精神科に鞍替えしたのは、べつに医療事故を起こしたからとかセクハラで業界を追放されたからというわけでなく、もっと個人的な理由に基づく。本書は、それについて書く場ではない。ここでは産婦人科医時代の思い出話をひとつ述べたいのだ。

たとえば子宮筋腫で開腹手術を行っているとき、子宮の両脇を尿管が通っているのが目に入る。腎臓と膀胱《ぼうこう》をつないで尿を輸送するパイプである。血管に似ており、太さは色鉛筆の芯くらいある。もし間違えて尿管を切断してしまうと、腹腔《ふくこう》内に尿が溜まることになって拙《まず》い。もちろん断端を縫合してつなぐことは可能なのだが、何日もカテーテルを留置せねばならなくなったり、あれこれと厄介な事態になる。医療事故レベルに相当する。いっぽう、うっかり尿管を結紮《けっさつ》してしまったら、尿が体外に出せなくなるし、やがて水腎症から腎不全になってしまう危険もある。だから尿管に余計なことをしないように十分気をつける必要がある。気をつければ、それで大丈夫だ。

だが手術中に、つい尿管が気になってしまう。

気をつけることと、気になることとは違う。気をつけていれば間違いは起こらないだろう。しかし、気になる。もしこの尿管を切ってしまったら、などと余計な想像力が働いてしまうのである。すると、鋏（クーパーと呼びます）で尿管を切断した際の手応えがありありと脳内に立ち上がってくる。束にした輪ゴムを料理用の鋏で切ったら似たような手応えを感じられるかもしれない。だが、必要もないのに人体を傷つけてはいけない。それが分かっているからこそ、なおさらやってみたい。一回切断してみれば気が済むだろう。もちろんそんなことは許されない。しかしそれを我慢していると、開腹手術の度に、条件反射のごとく「尿管を切ってみたい欲望」が沸《わ》き上がってくる。悪魔が囁《ささや》きかけてくるかのように。

というわけで、一時期、尿管に関して悪魔の誘惑に悩まされたことがあったのである。それが理由で産婦人科を辞めたわけではなく、誘惑は何カ月か持続したあとで自然消滅してしまった。今になって思うと、当時わたしが悩んでいた事柄と連動した一種の強迫神経症的なものであったような気がする。

こんな罰当たりな話をわざわざするのは、どんな職業に就いている人であろうとも、案外似たような構図の欲望に囚《とら》われることがあるのではないかと想像するからだ。営業職の人なら、にこやかに相手と話し合いながら、もし今ここで相手の頭にコーヒーを注ぎかけて、しかもそのまま笑顔を絶やさずに喋り続けていたらどうだろう、などと思うことはないか。工場で機械を扱っている人は、目の前で回転する歯車に指を突っ込んだらどうなるかと思い描いてみたことはないか。飛行場の管制官は、わざと正反対の指示を出したら未曽有《みぞう》の航空事故が起きるだろうなあと夢想したことはないのか。

悪魔の誘惑は数え切れないほどあり、でもそれに引きずり込まれる人間は滅多にいない。案外と人間は「まっとう」にできているものだなといつも感じる。

さて精神科にもいろいろと悪魔の誘惑はある。もちろんそれは精神科医によってさまざまであろう。カウンセリングの最中に、異性のクライアントに卑猥な言葉を浴びせてみたいとか、自殺念慮《ねんりょ》のある患者に「そんなに死にたいなら、やってみろよ」と唆《そそのか》すとか。鬼畜なことを書き連ねているとたちまち人格を疑われそうだが、本来、「まっとう」な分別を弁《わきま》えているにもかかわらず、そのくらい人間の内面は邪《よこしま》なものだと個人的には思っている。

わたしにも悪魔の誘惑はあるわけだが、そうした誘惑において、面白半分とか変態じみたものもあれば、もう少し職業的な関心と不可分なもののもある。まさかこんなことをするわけにはいかない、それは十分承知しているが、禁を破ったら破ったなりに興味深い知見が得られて今後の診療に役立ちそうな誘惑が。そうした誘惑を以下に四つばかり書き並べてみたい。これに対して倫理的な非難をするのは勝手だが、そのような誘惑が生ずるにはそれ相応の理由があり、精神医学を理解するためにも案外重要ではないかと考えるので、書き記す次第である。

①患者の日常生活を、隠しカメラで逐一観察してみたい。

②プラセボを日常診療で駆使してみたい。
③実在しない病名を告知してみたい。
④根拠のない処方を存分に出してみたい。

――以上の四つである。読者諸氏は眉を顰《ひそ》められたであろうか、それとも想定内の誘惑だと思われたであろうか。

患者の本当の姿は分からない

まず、①の〈患者の日常生活を、隠しカメラで逐一観察してみたい〉について。これは覗き魔的な趣味で申しているのではない。

ときおり、途方もない不眠症患者と出会う。とにかく眠れません、せいぜい一時間程度しか眠れません、これではまともな人生が送れませんと訴える。もちろん昼寝だってできません、と。それを聴いたわたしは、まさか連日一時間睡眠で生きてはいられないだろうが、少なくとも主観的にはそんな気持ちになるくらいつらい不眠症なのだろうなあと推測するわけである。

そこで睡眠薬を処方してみる。もちろんその不眠がたとえばうつ病の症状の一環だとしたら、うつ病の治療を第一にしなければならないが（たとえそうであっても、本人の苦しさを少しでも緩和するためにとりあえず睡眠薬も処方するだろうが)、どうやら他に精神症状はなく、特発性の不眠症ということにしておこう。一週間後に外来で、眠れたかどうかと尋ねてみる。すると「全然薬が効きません。ちっとも不眠は改善していません、何とかしてくださいよ!」と言われてしまう。そこで量を増やしたり、他の眠剤に変更してみたり、二種類の眠剤を飲んでみてもらったり、抗不安薬や気分安定薬、場合によっては抗精神病薬までも併用してみるが一向に眠れないと患者は言い張る。なるべく昼間は運動を心がけ、寝る少し前には入浴し、カフェインは避け、気持ちを安らかに保ってくださいと伝えるも、そんなことは実行していますと逆ギレされてしまう。

とにかく眠れないと患者は言い張る。処方された薬を二日ぶんいっぺんに飲んでみたら、二時間だけ眠れましたなどと報告してくる。いや、一日ぶんの処方量だってかなり多くなってしまっているのに、二日ぶんいっぺんに飲むのは危険ですと窘《たしな》めても、表面的に「はい、分かりました」と返事をするだけで、これでは迂闊《うかつ》に薬を出せなくなってしまう。そもそもこれだけの量の眠剤で眠れないなんて、薬理学的にあり得ないのである。それこそ覚醒剤でもそっと使っているんじゃないか、などと疑いたくなってくる。もはや精神科の(教科書レベルの)常識を超えている。でも実際にはこのようなケースはあるのだ。

こうなったらどうするか。患者の訴えそのものが信用しかねる。家族を呼んで、本当に当人が言うほどの超重度の不眠なのかと確認したくなる。だが独り暮らしであったり、家族が非協力的なことも多い。当人を短期間入院させ、そこで観察してみるのはベストかもしれない。しかし精神科病院への入院を本人が嫌がったり、都合がつかなかったり、いろいろハードルが高い場合が少なくない。

わたしの手には余ります、紹介状（診療情報提供書）を書きますから、他の医療機関に行ってくれと頼むのもひとつの方法ではある。が、紹介された側のドクターはわたしと同じように手を焼き往生するだろうから、それを考えるとつい躊躇《ちゅうちょ》してしまう。となると、患者を宥《なだ》め賺《すか》しつつ一緒に試行錯誤を重ね、そうした経験を通して、「おかげさまで爆睡できました！」といった劇的なゴールを目指すのではなく、いつしか何となく不眠へのこだわりがなくなるといった曖昧な状態に持ち込むしか打開策はなくなってしまうだろう。ドラマチックさには欠けるものの、わたし個人としてはこのように「何となく」のほうが実は当人の人生においてプラスに作用するのではないかと考えるが、そんな発想を伝えたら当人は落胆するに違いない。

と、こんな状況に立たされたとしたら、わたしとしては〈患者の日常生活を、隠しカメラで逐一観察してみたい〉と思うだろう。いったいこの人は昼間何をしているのか、本当に昼寝はしていないのか、夜は実際に一時間しか眠っていないのか——そういったことを我が目で確かめたくなるだろう。

べつにわたしは患者が嘘をついているとは思わない。少なくとも邪悪な目的で当方を騙したり誇張しているとは思わない。だが主観的真実だけを押しつけられても困るのである。客観的事実との摺《す》り合わせが必要だろう。ましてや先述したように本人が規定以上の薬を勝手に服用したりしている現状があるとするなら。

話は不眠のみに限らない。現実離れした妄想ならばそれが妄想に違いなかろうと見当もつくけれど、虐待めいた事象となると事実関係を確かめるのが予想以上に難しい。恋愛妄想の類《たぐい》も判断が困難なケースがあるし、多重人格を自称したり記憶喪失（逆行性健忘）を主張する人物も眉に唾をつけたくなることは珍しくない。症状が改善しないと当人は立腹するのだが、実は当人が薬をきちんと服用していなかったなどというケースはしばしばである。

性悪説を標榜する気はないものの、やはり当人のリアルな生活ぶりを眺めたくなることが少なからずあるのだ。それは結局のところ「まっとうな」治療に役立てたいためであるし、また本人が語る内容と現実とがどれほど乖離《かいり》しているものなのかは、いわば人間研究としてぜひとも知りたいのである。そういった意味では、外来診察をして処方箋を書きながら、いつもわたしは隔靴掻痒《かっかそうよう》の気分から抜け出せないのである。でもまさか隠しカメラを仕掛けるわけにはいくまい。

気持ち次第

次に、②の〈プラセボを日常診療で駆使してみたい〉について。

ご存じの通り、薬剤には暗示効果がある。これは効くぞ！　と本気で信じて服用すれば、たとえそれが小麦粉であっても治療効果を発揮することがある。プラセボ placebo とはこの小麦粉のような偽薬を指し、新薬開発においては治験の段階で、新薬とプラセボとで効果を比較する作業が行われる。実際、常に一定数はプラセボが症状を改善するのであり、そうなると薬剤も宗教もときにはまったく同じ文脈で奇跡をもたらすといった話になる。信じる者は救われん、と。

ここでさきほどの不眠症患者に再び登場してもらおう。もしわたしにカリスマ性が備わっていて、相手もこちらを名医と信じていたとしよう。わたしは自信満々にプラセボを処方し、これはあなただけに提供する特別な薬であり、これさえ飲めば熟眠間違いなしと言い切る。わたしと出会えたあなたは幸運だ、などと自画自賛をしてもいい。おそらくそれは患者の耳には、絶対的な効能の保証として響くであろう。

あの不眠症患者が翌日、「おかげさまで眠れました。救われました」と報告してくる可能性はそれなりにあるだろう。薬理学的には理解し難いケースなのだから、そうなると心理的なプロセスの関与が大のはずであり、ならば暗示としてのプラセボが効く率は予想以上に高いかもしれない。

患者の中には薬をひたすら目の敵にする人がいるいっぽう、薬が大好きな人もいる。嫌いな人は、プラセボで副作用が生じたと文句を言うかもしれない。好きな人には、効能を自信たっぷりに述べ立てれば、たちまち効果が出てくるかもしれない。

暗示に近いと考えるならば、プラセボの投与は相手をペテンに掛けるとかアンフェアであるなどと断罪はできまい。少なくとも医師が善意に基づいて処方するなら。だが現在では薬剤情報をきちんと提供する義務がある。ましてや薬局では、薬剤師が患者に処方内容を説明し確認を取るだろう。薬剤師に嘘をついてくれと頼むわけにはいかない。「医者からもらったクスリが分かる本」のみならず、インターネットを調べればいくらでも情報が出てくる。臨床の現場では、もはやプラセボは成立しない。

薬剤の効果は、少なくとも精神科領域ではデータや報告と一致しない場合がかなり多い。睡眠薬のひとつであるハルシオンの血中濃度半減期は平均二・九時間ときわめて短く、だから睡眠導入剤とも呼ばれ、飲んですぐに効果を発揮し、しかも速やかに効果を失う。ゆえに眠剤の影響で翌朝起きられない、といった心配がない。実際、わたしが服用するとデータ通りの効果を示す。ところがわたしの妻が服用すると、翌日の夜まで眠気やふらつきが残る。彼女は肝臓や腎臓に問題はないので、薬剤の分解や排泄が上手くいかないわけではない。同じ薬剤でも、あまりにも効き目に違いがある。これほどの違いは、相性の問題とか個人差で説明するには無理があるだろう。

薬剤のデータを盲信するわけにはいかない。患者の言うことがどこまで本当なのかも確かめようがない。こちらとしては可能な限り処方する薬物の種類や量は減らしたい（ここで念のために書いておくが、おしなべて精神科領域の薬剤の値段は安い。多剤大量に処方をして、それで儲けようなんて画策する吝嗇《けち》な精神科医は、まず滅多にいないだろう）。そうなれば、当方にカリスマ性なんかなくとも、プラセボを試してみたくなる。もしそれで上手くいけば、患者にとっても医者にとってもまことにめでたい話ではないか。

架空の病気

③の〈実在しない病名を告知してみたい〉とは、どのようなことなのか。

人は暗示や思い込みに弱い。だからこそプラセボが効果を示す可能性が出てくるわけであるが、そのいっぽう、ある特定の疾患のイメージに自分が引きずり込まれ、自らをその病気に相応しい姿に整えてしまうこともある。

ダニエル・キイスの『24人のビリー・ミリガン』が流行った頃、自分は多重人格であると主張する患者と何人か出会った。彼らが詐《さ》病であるとか嘘つきであると指弾する気はない。おそらく自身でも本気で信じていたのだろう。だが彼らの病理は多重人格にあるのではない。自分で抱え込んでいる苦しさを、よりにもよって多重人格といったセンセーショナルな症状に託して表現せざるを得ないその心性にこそ病理は存在する。

ある若い女性は、目の前で人格変換を遂げてみせた。面接中にいきなり俯《うつむ》いて黙ってしまった。しばらく沈黙が続いたのち、不意に顔を上げ、裏声で「ほら、来たよ！」と宣言した。新しい人格は九歳の少年だそうで、カタカナしかその表記を思いつかないような名を名乗った。精神科医は知ったかぶりをする馬鹿であると主張した。「うん、わたしもそう思いますよ」といった調子で応じていたら、裏声を出し続けるのが次第に難儀になってきたらしい。いつの間にか地声に戻ってしまっている。喋る内容も、設定に矛盾する話が交ざってくる。結局彼女は不満そうな顔で帰り、以後再び受診することはなかった。処方はしなかった。

自分はうつ病ですと自己診断をして受診してくる人が近頃は多い。ネットで知識を得ているようで、ときには抗うつ薬の商品名を挙げてこれを処方してくれと断言する人までいる。居酒屋で清酒の銘柄を指定するようなものだろうか、「酔鯨《すいげい》、熱燗で」といった調子で。以前は、治療とはそういうものじゃないんですよと説明していたが最近ではとりあえず相手の希望通りの薬を処方することがある。それで効果（ただのプラセボ効果かもしれないけれど）があれば満足してもらえるし、効果がなかったら、「ね、だから医者の言うことを聞いてみなさいよ」

と持ちかける。それが現代ふうの外来風景である。

うつ病については第一章であらためて述べるが、昔からいわゆる「うつ病」として治療されてきた従来型のうつ病には、「静養が大切」とか「頑張らなくていい」「励ますのは逆効果になりかねない」とか「自分を責めがち」とか「病気の始まりの頃と回復期に自殺の危険が高まる」などの特徴があり、それらを総合してうつ病独自の病像ないしはパターンが形成されていた。

ところが、おそらく二〇一二年四月二九日にNHKスペシャルで放送された「職場を襲う〝新型うつ〟」あたりから、新型うつ病なる奇妙なものが「流行」するようになった。いや、既にそのようなものが蔓延しつつあったのが、テレビ番組によって結果的に「お墨付き」を得てしまったような案配であろうか。

従来型のうつ病と新型うつ病との関係はどうなっているのか。

共通するのは「うつ状態」だけである。しかも「うつ状態」と簡単に呼んではみたものの、そこには脳腫瘍による頭痛と二日酔いによる頭痛くらいの隔たりがある。まあどちらもつらいわけだろうが、ニュアンスの差は大きい。それなのにどちらも頭痛で一括《ひとくく》りにされてしまうところに言語の雑駁《ざっぱく》さがあるわけで、それと同じ文脈で、「うつ状態」と称しても意味合いがかなり違う。新型うつ病を「うつ病もどき」と呼んだドクターがいたが、「もどき」であろうとうつ病のうち、となってしまうところが困りものなのだ。

新型うつ病とは、うつ状態を示す神経症とか、職場恐怖症に近いものとか、パーソナリティーの偏りに基づく抑うつ気分等々の総称で、それらの共通項は（1）うつ状態を示す、（2）うつ以外の病像は従来型うつ病と異なる、その二点である。本当は（3）新型うつ病のうつ状態は従来型うつ病ほど深刻なものではない、としたいところなのだが、深刻度は患者自身の主観的な思いが多くを占める。客観的には「その程度で、うつと主張するんですか……」と言いたくなったとしても、当人がとんでもなくつらいと言い張れば、それをまずは受け入れるのが精神科医としての基本的態度だから、そこで話はややこしくなる。

いずれにせよ、〈うつ状態〉イコール〈従来型うつ病〉といった図式（部分的には正しいので、ますます厄介である）が流布してしまったせいで、新型うつ病の人々は従来型うつ病と同様の治療――すなわち抗うつ薬投与とか休職とか自宅静養とか周囲の配慮とか――を要求するようになった。だが新型うつ病に抗うつ薬はほぼ無効である。少なくとも、従来型うつ病に対しての効果に匹敵するほどの目覚ましい効果はない。積極的に抗うつ薬を処方する必然性は乏しい。しかも、休職や自宅静養はあえて行わないほうがベターな場合も多い。そのあたりで、新型うつ病の人たちは期待通りの扱いを受けさせてもらえないと不満を表明し、ときには深く恨み、いつしか当人と精神科医を含む周囲とのあいだに不協和音が生じているのが昨今の状況なのである。

話が本筋から逸《そ》れかけてしまった。人間は自分がうつ病であると思い込むと、それに執着し、自分の不調や悩みや、ときには不運さえもがうつ病のせいと解釈して、心を安定させようと無意識のうちに図ることがある。それがすなわち新型うつ病であり、いささか意地悪な言い方をするならば、新型うつ病はある種の逃げ場や言い訳、自己弁護や自己憐憫《れんびん》のための便利な装置として機能し得るということだ。もちろんそれは無意識レベルだろうから、新型うつ病を仮病であるかのように非難するのは間違いだと思うが。

といった次第で、精神疾患であるということは、歴史的に見て差別や偏見の対象とされることも多かったが、逆に精神疾患であるということが（かなり屈折した形ではあるが）救いや安息をもたらしたり、ときには意趣返しや居直りとして機能する場合もあるということを指摘しておきたいのである。

そうなると、たとえ実在しない病気であっても、その気になればそのように診断が可能で、おまけにその病気であることが当人に利益をもたらす（そのぶん周囲には不利益をもたらすかもしれない）――そんな架空の病気ないしは症候群（シンドローム）を捏造《ねつぞう》することが可能にも思えてくるのである。

「自分でも気づいていない素晴らしい才能にむしろ周囲が気づいて嫉妬し、それがために謂われのない意地悪や不当な扱いを受けるといった人たちが人口の〇・一パーセントくらいの割合で存在し、そのような人たちは何ら非がないのに生きにくさを背負わされ、結果的に不安感や現実に対する持続的な違和感を覚えがちで、それは心理テストの結果からも推測がつきます、まだ学会発表の段階なのですがこれを欧米では〈隠れ天才シンドローム Obscure Genius Syndrome 通称ＯＧＳ〉と呼んでいます」、などとまことしやかに告げたら、たちまちその〈ＯＧＳ〉の診断基準に相応しい症状を整えてきそうな人は世間にたくさんいる。つまり〈ＯＧＳ〉は承認欲求と自己弁護の双方を提供しているわけで、潜在的需要は大変な数に達するだろう。

そのような悪辣な「嘘」を、良くいえば社会実験に近いものとして、悪くいえば愉快犯による連続放火のようなものとして試みたらどうなるだろうなあ、と空想することがあるのだ。かつて、心理や精神医学領域で怪しげなシンドロームをマスコミ等で提唱し、それを足掛かりにして有名になりたがっていた者が妙に目についた時代があった。彼らはほんの思い付き程度のチープなシンドロームしか提唱できなかったので、ことごとく目論見は失敗した。愚かなことである。そんなお手軽で安っぽいものではなく、もうちょっと腰を据えた嘘をついてみたいのである。そして世間の動きをシニカルに観察してみたい。

これもまた悪魔の誘惑である。

何となくやってみた

最後に、④の〈根拠のない処方を存分に出してみたい〉である。

薬については、薬理学的なデータや臨床報告などを参照しても、それがせいぜい目安にしかならないことは既に触れた。したがって患者一人ひとりに対して、たとえば（従来型）うつ病なら、数多くの種類がある抗うつ薬からどれを選びどのくらいの量を使うかについては、ある程度の試行錯誤を重ねざるを得ない。その過程は多かれ少なかれ博打に近く、だから名医に思えてもそれはその医師が強運で、適切な薬剤をすぐに引き当てられた（ラッキー！）だけなのかもしれない。個人的には、運の強さこそが名医の第一条件ではないかと思ってはいるが。

精神疾患が薬理レベルですべて解明されているわけではない。処方はせいぜい「当たらずとも遠からず」であり、そんなあやふやなものを試行錯誤していくうちに、時間経過や状況変化とも相俟《あいま》っていつしか改善していくケースが多いのである。

わたしは一時期、心身ともにまことに調子が悪く（今から振り返ると、スランプと呼ぶべき状態であった）、ひょっとしたらオレはうつ病ではないかと疑ったことがあった。その発想の裏には、たんなる病気であったならば事態がむしろシンプルになるだろうからと、いわば「オレに非は何もない、すべては病気が悪いんだ」といった単純明快な結末を期待していた部分が大きい。精神科医であるわたしでさえ、うつ病という大義名分に惑わされたというわけである。

そのときに、抗うつ薬（ＳＳＲＩ）のひとつであるパキシルを服用してみた。かなり有名な薬剤である。リスクとして衝動性の高まりや易刺激性《いしげきせい》（キレやすさ）、躁状態への変化（躁転）などが指摘されており、そこを警戒していたのだが、実際に飲んでみるとそうした副作用は生じなかった。それどころか、ちょっと不自然な具合に気分が穏やかになった。いやむしろ感情がフラットになったと言うべきかもしれない。以前だったら腹を立てたり感情を動かされるような場面に遭遇しても泰然自若としている。さながら他人事なのである。そして不調そのものはまったく改善されなかった。

どうも自分らしさが消えてしまったような変な感触がある。少なくとも自分はうつ病ではなさそうだと思えてきた。ならばこんな薬はさっさとやめたほうが賢明だ。ただしこの薬はいきなり中断すると離脱症状が出る場合がある。だから時間を掛けて少しずつ量を減らしていったが、それでも離脱症状が出た。わたしの場合は、両足が痒いようなムズムズするような気持ちの悪さに襲われるのである。これがものすごく「しんどい」。皮膚の下、深さ二センチくらい、つまり筋肉が痒いような不快感である。朝の通勤電車内で、せっかく坐っているのに立ち上がって地団駄を踏みたくなる。それでもせいぜい一週間くらい我慢すればどうにかなると知っていたので、何とか薬を断つことができた。

こうした体験を振り返ってみても、薬剤の作用（そして副作用）には予測の難しい部分が少なからずあることが分かる。でも、だから「薬は害であり悪である」なんて結論を安易に導き出すわけにはいかない。そしてもし「本当に」病気の人が目の前にいたら、やはり薬を武器に病気を改善しなければならない場合が多い。

精神科における薬剤の処方は、原則的には一種類だけを用いるべきだろう。何種類もの薬をいっぺんに使っても、「合わせ技」的な効果は期待しかねる場合のほうが多い。それに複数の薬剤を使っていると、どの薬が本当に効いているのか評価が難しくなるし、副作用が出た場合にもどれを減らしたり中止すべきかが分かりにくい。

だが実際にはなかなか簡単にはいかない。やはり「合わせ技」や、あるいは「隠し味」的なものを期待したくなるのが人間の業《ごう》であるようだ。たとえばカリフォルニアロケット（まるで西海岸の間抜けなロックバンドみたいな名前だ）と呼ばれる処方がある。二種類の抗うつ薬、商品名で申せばリフレックスないしはレメロンと、サインバルタないしはイフェクサーの併用である。難治性のうつ病に最後の手段的に用いられ、微妙に作用機序《きじょ》の違う薬を組み合わせてある。だが躁転が起きやすく、どうもゴリ押しめいた野蛮な処方である。が、そういったものが必要な場合はたしかにあるのだ。

二〇一六年に、依存性や大量服薬による死の危険性から発売中止となった薬剤でベゲタミンという薬があった。成分の量の違いでベゲタミンAとベゲタミンBの二種類があった。これは、実はクロルプロマジン、プロメタジン、フェノバルビタールという三種類の薬剤の合剤で、重度の不安や不眠に使われた。一九五七年に広島静養院の松岡龍三郎院長が考案したいわば秘伝の調合を製品化したもので、おそらく理屈よりも経験優先で成立した処方と思われる。前述の問題点を除けばそれなりに効果のある薬ではあった。

理論的に編み出されたのではなく、むしろ偶然が功を奏したというノリで、本来はそれには使われないはずの薬を少し混ぜたら良い結果がもたらされたといった話はいろいろある。カレーにチョコレートを混ぜると美味くなる、といった話に近い。組み合わせの妙が未知なる作用を発揮しているのかもしれないし、そんな処方でもとにかくやってみようという担当医の熱心さが何らかの影響を及ぼしているのか。

それにしても、誰か大胆な人物が「意外な処方」を試みているわけである。キツい言葉で表現するなら、人体実験に近いことを試みたのかもしれない。わたしとしてはそんなことをする度胸はないから、伝聞で「意外な処方」について知り、場合によっては試してみる（というよりも試してみるしかない）ということになろう。びくびくしながら。

というわけで、あくまでも夢想としてだが、呆れるばかりに大胆な組み合わせや意表を突いた組み合わせのイレギュラーな処方をチャレンジしたらどうだろうと考えることはある。ただしそんな悪魔の誘惑めいた処方は、患者にその根拠を上手く説明するのは至難の業であろう。

一回じゃ済まない

本章の冒頭に書いた産婦人科医時代の尿管の案件であるが、倫理的なことはともかくとして、もしも本当に手術中に鋏で尿管を切断してみたら、それで即座にわたしの気は済んだはずである。「ああ、やっぱり切ったときの感触はこうだったんだ」と、胸のつかえが下りた気分になったであろう。そして、もう一回やってみようとは思わないに違いない。悪魔の誘惑は消え去ったということになる。

しかし精神科における「悪魔の誘惑」として列挙した①〜④は、もしそれを実行できたとしても、だから気分がスッキリして、もはやどうでもよくなるという具合にはいかない。なぜなら、四つの項目はいずれも普遍性につながらないからだ。尿管ならば、誰の尿管であろうと基本的に変わらない。一本の尿管がすべての尿管を代表している。だが精神科のケースはそんな具合にはいかない。超重度の不眠症患者が毎晩本当に一時間しか眠れておらず、昼寝もしていないことがたとえ確認されたとしても、だから他の不眠症患者もすべて自己申告通りであるという保証はない。ある人物の嘘偽りなき現実を隠しカメラで確認できようと、それはその人の場合について分かっただけだ。たった一回でも悪魔の誘惑に従ってしまったら、あとは底なし沼であり、すべての患者に同じことをせずにはいられなくなるだろう。

悪魔の誘惑は、結局のところ精神医療の曖昧さと非科学性を示唆しているだろう。さらには精神科医としての無力感や苛立《いらだ》ちを意味している。そして①〜④はたとえ実行できたとしても個別的な事象について納得がいくだけで、言い換えるならば「いろいろな人がいるものですねえ」といった感想に行き着くだけである。もしも普遍性のある考えを引き出したいなら、悪魔めいたことを数限りなく繰り返さねばならない。想像しただけでため息をつきたくなってくる（一回だけなら興味津々だけれど）。

悪魔の誘惑についてはわたしの戯《ざ》れ言として受け取っていただきたいが、数限りなくそれを繰り返さねば意味がないことに気づいた瞬間には、正直なところ愕然としたのである。そう、精神科医は目の前の患者その人——すなわち個別性を尊重しなければならないのに、尊重すればするほど悪魔の誘惑（それは多かれ少なかれ患者をないがしろにする振る舞いであろう）はくっきりと立ち上がってくるのである。

が、そんなことに拘泥《こうでい》していても仕方がない。次章からは、さまざまな精神疾患について、ある程度普遍的な話を語っていきたい。

第一章 「うつ」問題

「うつ」にもいろいろなタイプがある

昨今では「うつ」に対して、「うつは甘え」「うつを逃げ場にしている」といった否定的な考え方と、「うつは過酷な状況によってもたらされた悲しむべき帰結」「うつに共感や思い遣りを発揮できないのは人間として失格」といった同情的な考え方とが拮抗している印象を受ける。

たしかに「うつ」を隠れ蓑にして怠けている人間はいるだろう。あるいは当人としてはつらいのかもしれないが、客観的に見れば「世の中、そんな甘っちょろいもんじゃないぞ！」と言いたくなるケースもある。他方、根性の問題とばかりに、いわば病人に寒中水泳をさせたがるような上司や経営者がいるし、心の問題はすべて「気の持ちよう」といった粗雑な思考を剝き出しにする人もいる。「うつ」の多様性が整理されないままに、関係者の自己流解釈が罷《まか》り通って事態を錯綜《さくそう》させているように見受けられるのだ。

嫌なことがあれば、多かれ少なかれ人は「うつ」っぽくなる。もともとマイナス思考の持ち主でしかも自分に自信がなければ、些細なことで「うつ」になる。日曜の夕方になると、また明日から学校や職場へ行かねばならないのかと嘆息しつつ「うつ」的になる人もいる（筆者がそうである）。過酷な労働と救いのない環境とに翻弄されれば人は疲弊し、遅かれ早かれ「うつ」になる。

いっぽう、長年取り組んできた困難なプロジェクトが遂に完成したにもかかわらず、喜びに浸るどころか逆に「うつ」っぽくなってしまう人がいる。会社で昇進した途端に「うつ」となったり、念願のマイホームを手に入れてしばらくしたら「うつ」に陥ってしまった人もいる。さらには、特別なエピソードなどないのに「うつ」になる人もいる。どうやら「うつ」にはそれなりの理由（しばしばそれはストレスと称される）がある場合、理由らしきものはあるが常識的にはそんなことで「うつ」になるとは考えにくい場合、理由が思い当たらない場合など、さまざまなケースが交ざり合っているようである。

さまざまなケースが混在しているからこそ、「うつ」を一律に扱うべきではない。同情すべき場合もあれば、むしろ叱咤《しった》激励すべき場合もある。服薬や入院が必要なケースもある。それらを見分けるのが先決だ。「うつ」という曖昧な言葉に惑わされず、「うつ」がどのように分類されるかを知る必要があるだろう。

抗うつ薬投与の対象になるか？

では、うつ状態をどのように分類すべきだろう。

もっとも現実的なのは、「抗うつ薬」がよく効くタイプかどうかで区別することではないかと思う。抗うつ薬が著効《ちょこう》し、だから治療の第一選択は抗うつ薬となる——そのような「うつ」こそが、昔からうつ病と呼ばれていた。まさにど真ん中のうつ病である。他のタイプと区別をつけるために、本書では「従来型うつ病」と呼ぶことにする。自殺の危険が高いとか、励ますのは逆効果である、と言われるのもこの従来型うつ病である。

このタイプは、もともとなりやすい性格がある。真面目・熱心・几帳面で、さらには周囲への気配りを重視する。ネットなどで「社畜」などと揶揄される人たちの性格傾向に一致するのではないかと思われる。昭和の経済成長はこういった人たちによって支えられていたのではあるまいか。地道で勤勉、サービス残業も厭わない人たちである。会社と人生とを同一視しているようなところがある。彼らは決まり切ったペースで黙々と仕事をこなしていくぶんにはきわめて有能である。が、小回りが利かない。こだわりが強く、心の切り替えが下手である。終身雇用と年功序列に守られているぶんには十全な能力を発揮するけれど、変化の著しい環境では柔軟性に欠け困惑してしまう。

従来型うつ病は、発症年齢が比較的高い。外来診察をしていての印象では、男女を問わず更年期以降が多い。身体的に不調が出始め、いつの間にか老人に近づいていているのだと痛感する。家庭内では子どもの独立や親の死去などの変化が訪れ、会社では昇進だの出向だの配置換えだのによってこれまた変化が現れやすい。老後の身の処し方を含めて、そろそろ人生を見詰め直さなければならない。

こうした時期には「気の迷い」が起きがちである。

不安半分、居直り半分でセクハラやパワハラに走ってしまったり、一発大逆転とばかりに人生そのものを賭したギャンブルに打って出たり（無謀な転職や起業や投資など）、そうした外向きの暴発もあれば、内部崩壊に相当するケースもある。比喩的に申せば、それまではときおり過熱しながらも勢いよく回転を続けていたモーターが、ちょっとした負荷で遂に焼け焦げてストップしてしまうような場合である。この焼け焦げたモーターに相当するのが従来型うつ病である。したがってそれなりのストレスはあったが取り立ててうつ病の原因となりそうなエピソードは見当たらないことが少なくない。

本人は、おしなべてうつ病という診断を拒みたがる。その性格ゆえに、自分がうつになるのは恥と考えがちだからである（過重労働からうつ病→自殺となったケースが一時話題になったが、そこには超多忙にもかかわらず未来に希望が見出せないといった閉塞状況が大きく関与していたのだろう）。一方いわゆる新型うつ病では、むしろ自分がうつ病だと主張する傾向があり、そこが大きな違いであるが詳しくは後述する。

従来型うつ病における「うつ」は、他人からはさほどでないように見えても、かなりのつらさをもたらす。

自分が糖尿病であると気づかないまま、血糖値四〇〇で会社に通っていた人を知っているが、とにかくだるくて仕方がなかったそうである。まだ若い人であったが、駅の階段などを上る体力がない。エスカレータやエレベータでないと移動ができなかったし、通勤電車で立っているのが心底しんどかったという。そんな状態であっても、自分が病気であるとは疑わなかったらしい。血糖値を測った医師が驚いているのを見て、はじめて大変な事態であることを知り、途端に腰が抜けてしまったと語っていた。

同じように、かなりヘヴィーな「うつ」でも、どうにか本人は仕事をしようとしたり、そもそも自分が精神疾患だとは考えない人がいる。つらさや苦しさは、本人ですら適切に評価することが難しい。

従来型うつ病の症状(1)

心にも身体にも、従来型うつ病ではさまざまな症状が生じる。具体的に挙げていこう。

精神的には、抑うつ状態が生ずる。〈抑うつ=抑制+うつ〉というわけで、全体的にブレーキが掛かった状態となる。意欲も覇気もなくなり、何もする気になれないし、動くことすら億劫になる。うつ病になったピアニストから聞いた話では、トイレに行きたくてもとにかく身体が重く感じられ(自分の身体がそれこそアップライト・ピアノくらいの重さに感じられたという)、寝床からトイレに移動するのが途轍もない作業になる。一時間くらい掛けてやっとトイレまで這って行ったと語っていた。それほどではなくとも、先ほど述べた血糖値四〇〇くらいの状態には相当するようである。

億劫感という文脈では、欲望の消失というのも重大な症状である。何も楽しむ気になれない。無理に何かをしても全然楽しめない。もちろん性欲など完璧に消え失せる。食欲なんて湧かないし、食べることすら面倒臭い。スマホをいじる気分にはなれないし、テレビを観ても面白くない。面白くないどころか、内容が頭に入ってこない。あれほど好きだったゲームにも興味が生じない。気晴らしにどこかに出掛けるなんて気にもなれない。すべてに興味を失い、だから病気休暇を取って自宅で静養していたとしても、ヒマなはずなのに遊んだり楽しむといった気分とは無縁となる。友人とラインで連絡を取り合ったり、Twitterで「うつ病なう」なんて打つ気にもならない（昨今では「なう」なんて使わないのだろうが）。生きる意欲というか手応えもすっかり消え失せてしまう。魂が抜けたような調子である。

うつ病ゆえに気分は「うつ」っぽくはなるが、うつを明確に自覚しない人もいる。何だか冴えないなあ、すっきりしないなあ、すべてが重苦しくて普段と違う――そんなふうにしか思わない人もいる。自分の心をモニターするのは案外と難しいもので、「ああ、この気分が〈うつ〉なんだ」と自覚した経験がないと、不調なりに「そんなもんだ」とやり過ごそうとする人は多いのである。あるいは風邪でも引いたかな、などと考えたり。

気分の問題は、それを適切に言語化できるか否かで人によって体験のありようがかなり異なるのである。それは子どもを見れば分かりやすい。子どもだってうつ病になり得るし、少なくともうつ状態にはなる。でも「うつ」という言葉を知らなかったり、どのように苦しいのかを上手く言葉で表現できない。そのため苦し紛れに、彼らとしてはつらさの代表格である腹痛や頭痛を以て「うつ」を訴えようとすることがある。うつであるのに、「僕、お腹が痛いから学校を休みたい」といった具合に。そして自分でも本当に腹が痛い気がしてきてしまう。心のなかは他人と共有ができないから、予想以上に気分の不調を自覚したり訴えるのは難しい。

従来型うつ病の症状(2)

不眠もほぼ必ず出る症状である。ひとくちに不眠といっても、寝付きが悪いタイプ、睡眠が浅いタイプ、一睡もできないと訴えるタイプなどさまざまであるが、従来型うつ病で見られがちなのは「早朝覚醒」というタイプである。

決してすんなり入眠できるわけではないが、場合によってはアルコールの助けを借りて、どうにか寝付くことはできる。が、夜中や明け方、つまりまだ暗いうちになぜか目が覚めてしまう。だが、決して睡眠が足りたから目覚めたわけではない。まだまだ身も心も疲れ果てているのに目が覚めてしまう。小用とか喉の渇きであったら、トイレや飲水を済ませればまた眠れるはずだがそういったものではない。再び寝付くことができない。ならば仕方がない、『ラジオ深夜便』でも聞こうか、それとも本でも読もうか、なんて気にもなれない。ではどうしているか。ベッドのなかで目覚めたまま、暗い室内でネガティヴな考えや取り越し苦労に心を占領されて悶々としているのである。「ああ、こんな調子じゃ仕事も満足にこなせない。リストラされたら仕事を見つけるのも難しいだろう。まだローンの終わっていないこのマンションも手放すことになるに違いない。そうなったら一家揃ってホームレスじゃないか！」などと不安と心配に押し潰されそうになる。独りぼっちでそういった暗澹《あんたん》とした想像をしていると、どんどん悪い方向に想像力は膨らんでいくものである。このように絶望的な気分に駆られてしまうのが早朝覚醒なのである。言葉だけを取り出すと、「早朝覚醒」なんていかにも爽やかでラジオ体操でも始めそうな響きがあるが、とんでもない。地獄である。

そんな調子でまだ暗いうちから悶々としているのだから、朝の起床時刻を迎えた頃にはもう気分はへとへとである。だから従来型うつ病の人は、朝の調子が最低であることが多い。朝に比べれば夕方や夜のほうが多少気分は改善するケースが多い。このように朝が駄目で夜がいくぶんマシといった状態を日内《にちない》変動と呼ぶ。早朝覚醒と日内変動はペアとなった症状である。

取り越し苦労の方向には思考が暴走するのに、日常の思考は停滞する。「頭が悪くなってしまった」と悩む人すらいる。集中力がなくなり、億劫感とも相俟って仕事も満足にこなせなくなる。結果的に周囲に迷惑をかけてしまう。それを過剰に気まずく感じ、悩み、自分を責める。

これを自責感と呼び、従来型うつ病の大きな特徴とされる。他人のせいにはしない。自分が悪いのではなく病気のせいなのに、自分は駄目な奴だと悔やむ。皆に申し訳ない、こんなワタシに生きている価値なんかないと思い詰め、実際に自殺を図ったりする。

身体症状もいろいろ出てくる。自律神経のバランスが狂い、体調不良となる。唾液の分泌が悪くなり、口の中がにちゃにちゃしてくる。胃腸の動きが悪くなり、おしなべて便秘となる。食欲はなくなり、結果として体重も減少する。既に書いたように、「うつ」を自覚できないケースは案外多い。すると身体の不調に目が向きやすい。しかも取り越し苦労の傾向があるから、自分が重大な病気ではないかと心配でたまらなくなる場合（ヒポコンデリー）がしばしば見受けられる。たとえば自分は悪性腫瘍におかされているのではないかといった心配に取り憑かれ、病院で検査を受けて異常なしと説明されても、あれは見落としや誤診があったに違いないと次々に病院を梯子する（ドクターショッピング）といった行動に出る場合もある。億劫感を押しての受診なのだから、本人としては途方もない不安感に苛まれているのだろう。癌ノイローゼとかエイズ・ノイローゼなどと呼ばれる人たちの中には、かなりの率でうつ病患者が交ざっている可能性がある。

自殺について

従来型うつ病では、患者が自殺に踏み切ってしまう場合がある。それは適切に治療をしていれば防げたはずの自殺なのだから、あまりにも無念である。いくつかの要点を示しておこう。

●うつ病の初期と回復期に起きやすい。病状がひどいと自殺する気力すら起きないからで、したがって治りかけた時期にハードな現実に直面させるのは控えるべきだろう。

●明け方の時間帯が危険。さきほど述べたように朝の調子が最悪なので（日内変動）、周囲の目も届きにくい明け方は要注意である。筆者は通勤の最寄り駅が三鷹なのだが、中央線は人身事故でストップすることが多い。ことに朝の通勤時に遭遇しやすい。おそらくうつ病による鉄道自殺が多数を占めているのだろう。電車がストップするとうんざりするが、飛び込んだ人の精神状態を考えると複雑な気持ちになる。

●自殺の手段は、確実性の高いものを選ぶ。鉄道自殺とか飛び降り、縊死《いし》などであり、つまり本気度が半端でない。

●自責感とか罪悪感（つまり、病気とはいえ同僚に迷惑を掛けてしまったとか、常識的には罪の意識など覚える必要のないことにも過剰な罪悪感を抱きがち）が嵩じて自殺に至る場合が多いが、発作的に自死に至るケースもある。

●医師は患者に向かって「ひょっとして、死んじゃったほうがラクとか死ぬしかない、なんて考えることがありますか?」と、かなりあからさまに自殺への気持ちを尋ねるのが普通である。すなわち、「自殺」という言葉は禁句ではない。患者と向き合うときに、自殺という言葉を避けながらおどおどと振る舞う必要はない。本人も、むしろはっきり尋ねてもらったほうが苦しさは軽減するようである。

●総合病院に勤めていたときには、ER(救急救命室)へ運び込まれた自殺未遂患者を診察する機会が多かった。再自殺の可能性を否定しないと、責任上、退院させるわけにはいかない。だがその確認は難しい。筆者の恩師は、「再び自殺はしない、と約束してくれますか」と尋ね、相手がイエスと答えたら「じゃあ、約束の印としてわたしと握手をしてください」と言って手を差し出していた。握手の力がしっかりとこもっていればほぼ安心、力が弱いと要注意ということで、この見分け方は確かに参考になった。握手という形でのスキンシップそのものも、予想以上に意味があったように思える。

●自殺の危険が高いときには、精神科へ無理にでも入院させて早急に加療を図るべきである。そんな事態においては、自殺を踏みとどまらせる「魔法の言葉」なんかないと思ったほうが良い。周囲の手に余るようなら、警察に電話をするべきだろう。本人は入院を嫌がるだろうが、まっとうな判断能力は欠いている状態なのだから、回復してから「あのとき無理に入院させやがって」などと恨まれることはない。

●東映の俳優であった大友柳太朗《りゅうたろう》（一九一二〜一九八五）は、丹下左膳も怪傑黒頭巾も「むっつり右門」も演じた銀幕の大スターである。彼は自殺で世を去っているが（自宅マンション屋上から飛び降りた）、資料を当たってみると従来型うつ病であった可能性がきわめて高い。残念にも、精神科には受診していなかった。彼の伝記である『大友柳太朗快伝』（大友柳太朗友の会編、ワイズ出版一九九八）には、キネマ旬報社社長の黒井和男（葬儀委員長を務めた）へのインタビューが載っている。参考のためにその一部を引用する。

——ある程度予感はしていたんですか。

黒井　予感はしてないよ。だって年中死にてえって言ってんだから。「黒さん、オレ死にたくなった、物覚え悪くなった」とか、「呂律がまわらない」っていろいろ言ってんだ。「何言ってんだ、昔から呂律まわらないし、物覚え悪いじゃねえか」って。「そう言われりゃそうだね」って。病気のことはほとんど言わなかった。半分ノイローゼだったんだな。

——かなり本気で死にたいと言ってたのではないわけですか。

黒井　オレ死にてえって奴は死なねえと思ってるから。死ぬ奴は一言も言わないと思ってた。死にてえ、死にてえって年中言ってんだから。ほんとに死ぬって夢にも思ってないもん。死んだ日、友さんの家の前にワイドショーの連中がいたから、後で記者会見やるからこの場は帰れって言って、あとで息子をつれて病院で記者会見やった。

——顔はきれいだったということですが。

黒井　途中で木に一回ひっかかってんだね。その前に物置で首吊ろうとしたらしい。奥さんが何やってんのって連れて帰ったら飛び降りた。

従来型うつ病の治療

抗うつ薬による治療が必須と考えるべきだと思う。薬漬けになるのではないか、依存症みたいになって薬を飲む生活から抜け出せないのではないかと心配する人がいるが、杞憂である。しばしば抗うつ薬と併用される抗不安薬や眠剤はベンゾジアゼピン系の薬剤で、むしろこちらのほうが依存をきたす可能性を否定できないが、適切な処方の範囲ではあまり心配する必要はないだろう。

薬ではなく、カウンセリングや認知行動療法で治してくれと希望する人がいるが、率直に申し上げてそれは現実的ではない。ホンモノの従来型うつ病であったら、頭はろくに機能しないし、椅子に長時間坐っているのも苦痛である。そんな状態ではカウンセリングも認知行動療法も無理なのである。薬物療法によってある程度改善したら、そこで他の療法を併用するのは意味があると思うが、頑なに薬物を拒む態度は賢明ではないと思う。

薬を服用するのは、つまり自分が病気であることを認め、担当医と試行錯誤を重ねながら改善を目指すという覚悟が前提のはずである。改善が見られれば医師も患者も互いに喜び、改善しなかったり副作用が目立ったりしたら量を調節したり種類を変更する。そのための情報を互いにやりとりする営みは、苦しさを言語化するといった点でカウンセリングに近い作用がある。ドラッグストアで買った売薬を自己判断で飲むのとは話が違うのである。

抗うつ薬には、気持ちを上向きにする作用が強いもの、焦りや取り越し苦労、落ち着かない気持ちなどを鎮める作用が強いもの——その二種類がある。さらにさまざまな症状や医師の治療経験から、最適と思われるものを処方することになる。ただし序章でも述べたように、データや薬剤の添付文書の通りになるとは限らない。相性とか、場合によってはプラセボ作用が関与するかもしれない。ネットで薬剤について知識を得るのは結構だが、それを鵜呑みにしないほうが良いと思う。効能書きと実際との落差は、メニューの写真と実際に出てくる料理以上に大きいことが少なくない。アメリカではかつて抗うつ薬ＳＳＲＩをハッピードラッグなどと喧伝していたようだが、飲めばたちまち人生バラ色なんて薬があったとしたら危険な成分を含んでいると考えるべきだ。物足りないくらいの手応えからスタートし、徐々に底上げをしていったほうが安全である。

薬剤の反応が悪かったり、自殺衝動が強いときなどは、修正型電気痙攣療法も考慮に入れて良いかもしれない（すべての医療施設で行えるわけではないが）。このほうが即効性はある。全身麻酔を行ったうえで脳に電気を通す。何だかずいぶんラジカルな方法に感じるかもしれないが、保険診療が可能であり、つまり厚生労働省も安全性を認めている。イメージとしては、パソコンを再起動させるのに近いだろうか。

いずれの治療法の場合も治療期間は、経験上、三カ月をひとつの目安にしたい。全治三カ月のケガはかなりの重傷だが、精神科では短いくらいである。そもそも発症から受診までには、実は三カ月以上経っていることも少なくないのであり、ならば同じくらいの時間を要するのはむしろ自然ではあるまいか。

最初の一カ月は、どんな薬をどれくらいの量で治療していくか、その調整に費やされる。抗うつ薬は即効性がないので、服薬しても二週間程度は時間を置かないと効果が分からない。そうなると試行錯誤には一カ月以上を要するのも仕方あるまい。次の一カ月は、服薬しつつゆっくりと養生する。だるいならば昼間でも横になってだらだら過ごす。周囲は気分転換に温泉にでも連れて行ったらどうだろうなどと考えがちだが、それは賛成しかねる。まだ楽しむだけの余裕はないのだから。何もしないのが一番であり、退屈だと思うようになったらそれは改善の徴《しるし》である。

なお、「うつ病患者を励ましてはいけない」という知識を持っている人は近頃多いようだが、その理由はご存じだろうか。従来型うつ病の特徴として、自責感を既に挙げた。もともとこの疾患になりがちな人は性格的に実直で真面目である。そんな人が頑張ろうにも、うつ病ゆえにもはや頑張れなくなって潰れている。「皆に迷惑を掛けて申し訳ない」と、いたたまれない気分でいる。そうした精神状態にある相手に「頑張れよ」と言うと、当人には「あんたはまだまだ頑張りが足りないんだよ！」と非難しているように聞こえてしまう。だから励ましはよろしくない、といった理屈になる。実際の場面では、「無理しなくていいから、ゆっくり休みなよ」「気を回さずに、静養が一番だよ。みんな気長に待っているからさ」と、罪悪感を刺激しないような（そして誰もあなたを見捨てていないと悟らせるような）言い方が適切だろう。

さて残りの一カ月は、ゆっくりと復帰していく時間に充てる。責任感が強いので、彼らはいったん職場に戻ると、すぐに今までの遅れを取り戻そうと以前よりもなお頑張って「うつ」を再燃させてしまいかねない。そこで徐々に仕事を増やす形でソフトランディングを図る。これで合計三カ月になる。経験的なことを言えば、三カ月でまとまらないケースは三の倍数、つまり六カ月、九カ月、一二カ月の時間を要するようである。

回復までが長引く場合

治療を開始して一年以上経過しても回復が思わしくない場合は、診断を見直したほうがいいかもしれない。精神科領域以外の事象が原因となっている可能性なども再検討したい。たとえばホルモンの異常など。セカンドオピニオンを試してみるのも良いかもしれない（まともな医師ならば、セカンドオピニオンをしたいと患者が申し出ても機嫌を損ねたりはしない。基本的に、セカンドオピニオンに際してはそれまでの担当医からの診療情報提供書が必要である。そうでないとセカンドオピニオンを担当する医師も判断に困ってしまうからで、担当医に秘密のままそれを依頼するのは控えるべきである）。

実は双極性障害（躁うつ病）の一種であった、というケースもあるがそれについては第二章で述べたい。

回復までが長引くケースで意外に多いのが、うつ病の神経症化とでも称すべき事態である。治療でうつ病が回復すれば、それは喜ばしいことのはずである。だが現実にはどうだろうか。長期ないしは頻回の病欠によって窓際に追い遣られたり出世の可能性が断たれたり、ときにはリストラされることもあるだろう。そんなことなど会社としては行わないと表向きには謳っていたとしても、往々にして、雇い主はずいぶんな仕打ちをするものである。あるいは家族関係に支障が生じたり、いろいろと不協和音が聞こえてくる場合もあろう。もしうつ病がすっかり治ってしまったら、患者はそうしたシビアな現実に向き合わなければならなくなる。これは相当につらいだろう。でも今はとにかく治療中の患者ということで物事は保留の状態となっている。最後通牒をまだ突きつけられずにいる。そうなると患者は「治りたいけど、治ったらもっとキツい現実が待ち受けている」といったまことに厄介な立場に立たされる。

いわゆる葛藤状態に追い込まれるわけである。そんなときには、「実は従来型うつ病としては治っているが、気分的にはむしろうつ病のままのほうが身の置き所がある」と考えても不思議はあるまい。結果として、精神症状はすっきりせず、ぐずぐずと治りきらない状態が持続する。これはべつに仮病などではなく、無意識のうちにそのように自らを病人に仕立ててしまう。切ない話である。

こうなったら、薬がどうしたといった治療では埒《らち》が明かなくなる。理想的には、「病気が治り、安心して社会生活に戻れる状態」を整えるしかなくなる。でもそれは容易ではない。人生哲学をもう一度練り直す必要が出てくるだろうし、生き方を根本的に変えねばならないかもしれない。考えようによっては、それまで放置していた「人生の宿題」がうつ病を契機に一気に表面化したということなのかもしれない。

といったわけでこうした状況への解決策をここでコンパクトに示すことなど不可能である。だが、「たしかにつらい状況にはなっているが、遅かれ早かれ直面すべき問題が今起きているのだ」と思い直したほうがいっそ腹が括《くく》れるのではないか。ただしそうした心の整理は、やはり担当医と相談してみるのが重要だろう。

高齢者の場合

高齢者においては、従来型うつ病であってもその症状は、ニュアンスが少々異なってくる場合が多い。

人は自分の心の不調を正確にモニターできないといった意味のことを既に記したが、高齢者では多かれ少なかれ身体に問題を抱えているので、その結果として心の不調を身体の問題へと事寄せがちとなる。心のもやもやを「うつ」とは捉えず、内臓の具合が悪いだの腰が痛いだの吐き気が治らないなどと身体の文脈で訴えかねないのだ。高齢者が身体の不調に固執している際には、医学的にその部位に問題がないとしたら「うつ」が変装している可能性がある。

また、うつ状態というと元気を失って部屋の隅で項垂《うなだ》れているようなイメージをいだきがちだが、高齢者ではむしろ不安や焦燥が前景化して、おろおろと落ち着かなくなりがちである。ある保健所の精神保健相談に行ったら、高齢で一人暮らしの男性が毎日保健所に来ては血液検査をしてくれだの腕の良い内科医を紹介しろだの執拗《しつよう》に要求し、いろいろと便宜を図ってもすぐに「あれじゃ駄目だ」と不満を言ってくると保健師が困っていた。保健所としてはクレーマーに近い人物と捉えていたようであった。しかし本人に会って話を聞いてみると、うつ病と考えるべき状態であった。不安や焦燥感、さらには身体へのこだわりがいつしかクレーマーと映ってしまいかねない行動に結実していたのであった。

別のケースでは、老婦人が家の中を右往左往しながら泣き叫んで、さながらヒステリーのようであった。夫が心臓病で急遽入院となったが、何日か経ってから、夫の具合が悪くなったのは自分が食事に気を配らなかったせいではないかと「思い当たり」、罪悪感を覚え、それからみるみる不穏《ふおん》状態に陥ってしまったのであった。彼女の様子を一瞥《いちべつ》してうつ病と結びつける人は少ないだろう。

抑うつ状態のために集中力が低下し、それがために記憶力が悪くなったのを「認知症ではないだろうか」と心配して検査を希望してくる高齢者もいる。周囲も、記憶力低下をすぐに認知症と結びつけたがるのが昨今の風潮である。いっぽう、認知症に先行して「うつ」が生じる症例は多い。うつ病を疑って治療しているうちに、ちょっとした感染症で発熱したのをきっかけに一気に認知症が顕在化してしまったケースもある。高齢者では、まぎらわしいケースが非常に多いと知っていただきたい。

新型うつ病（1）

新型うつ病（あるいは現代型うつ）などとまことしやかな名称（医学用語ではない。むしろマスコミ用語に近い）が与えられているが、その実体は、神経症（抑うつ神経症）、職場恐怖症、パーソナリティー障害等々が「うつ状態」を呈しているケースを、一括してネーミングしただけである。したがって治療法はどんな疾患がベースになっているかで微妙に違ってくる。ただし従来型うつ病のように、抗うつ薬をメインにして乗り切るべき種類のものではない。

つまり、新型うつ病なるまったく新しい病気が登場したわけではない。名前とパッケージだけを変えて新たに売り出された「昔ながらの商品」みたいなものである。

では新型うつ病のどこが問題なのか。ひとつには製薬会社の啓発活動、もうひとつにはネットによる(まことしやかな)医学情報の拡散——この二つが深く関係していると思われる。

一九九九年に本邦で新しいタイプの抗うつ薬SSRIが発売されて以来、製薬会社は強力な宣伝活動を展開した。「うつ病は心の風邪」といったキャッチコピー、二〇〇〇年には女優の木の実ナナを使った新聞広告「私は、バリバリの『鬱』です。/『うつ』を、いっしょに理解してください——/木の実ナナさんからの、お願いです。/人間は、だれでも『うつ』になる可能性があります。/女優・木の実ナナさんもそんな一人。」、二〇〇二年「『うつ』——もう、一カ月もつらいなら/気分が落ち込む、何をしても楽しくない……一カ月つづいたら、お医者さんへ」、二〇〇四年「毎日、つらかった」、といった調子で、併せて製薬会社は相談窓口を開設したり、治験の募集も行った。

当時はまだ精神科受診には二の足を踏む人も多かったし、うつは「気の持ちよう」と考える人も多かったから、こうした啓発がプラスに作用した面は確かにある。だが同時に、〈気が沈んだり「やる気」が起きなかったらそれはうつ病です↓抗うつ薬さえ飲めば問題は解決します〉といった短絡した図式が世間に定着してしまった。

ネットではうつ病チェックリストの類が横行し、あまりにも単純化された「うつ病についての解説」「抗うつ薬の素晴らしさ」が喧伝され、精神科医はＳＳＲＩを商うドラッグストアの店員と大差のない存在とされるようになった。いささか極端に申せば、そのような流れになる。

こうして「うつ病もどき」の患者が増えることになった。彼らは自分たちがうつ病であると信じ込んでいる。しかも半端にうつ病の知識を持っているがために、「静養の必要」「励ましてはいけない」「無理に仕事をさせると再燃する」などを権利として要求するようになった。だがそうした人たちは抗うつ薬では治らないし、同僚から見れば権利を振りかざして強引に休暇を取得しているようにしか感じられない。

実際、うつ病もどきの人たち（比較的若い年代にシフトしている）の多くは、会社ではまさに「うつ」に押し潰されそうな様子であるのに、自宅で静養するとなると、途端に元気を取り戻す。病欠のくせにウィークデイに東京ディズニーランドなどへ出掛けてブログやらフェイスブックに写真を載せたりする。おまけに、病欠の期間が終わって出勤が近づくとまたうつっぽくなる。これでは社会通念上許されまい。「うつ貴族」などといった言葉まで生まれるようになった。そして、序章で書いたように二〇一二年四月二九日にＮＨＫスペシャルで放送された

「職場を襲う〝新型うつ〟」によって新型うつ病なる名称は一気に広まるに至った。

従来型うつ病と新型うつ病とでは、症状においてどのような違いがあるだろうか。

従来型では不眠（早朝覚醒）が特徴的であった。新型では不眠の患者もいるが逆に過眠となることも多い。従来型では食欲は落ちるが、新型では過食に走るケースも散見される。従来型では自責感の存在が重要であったが、新型では逆に他人が悪いと主張する（他責的）。従来型では全般的な興味関心の喪失が見られたが、新型では場面選択的になる。すなわち職場では何もする意欲も元気もなくなるけれど、自宅ではゲームやSNSに夢中になったりと、様子がまるで異なるのである。

新型でも自殺企図は生ずることがあるけれど、中途半端なOD（オーバードーズ、過量服薬）やリストカットなどが多い（それでも場合によっては死んでしまいかねない）。

新型うつ病（2）

新型うつ病に対して少々辛辣《しんらつ》な語り口で述べたが、だからといって新型うつ病を詐病だとか「あてつけ」であると言っているわけではない。要点を挙げてみよう。

①彼らは決して仮病ではないし、主観的には本当に苦しんでいる。

②誤ったニュアンスの情報（おおむねネット経由）に基づいて彼らは行動しており、それは彼らが騙されていると解釈することも可能だ。
③新型うつ病の患者全員が「うつ貴族」というわけではない。
以上の三点である。

まず、①について。確かに、彼らは「本当につらい、どうにかしてほしい」と思っているのである。だが周囲の人にしてみれば、「その程度のことで音を上げて、それどころか病気だなんて言い出すとは呆れたものだ。世間を甘く見るのもいい加減にしろ。お前が病気だとしたら、俺はもはや瀕死の重病人だ！」と腹が立つ。それもまあ無理からぬリアクションだろう。ましてや病欠中に自宅でゲームに興じたり遊びに行ったりすれば、なおさらである。病欠をされるとそのぶんを周囲がフォローせざるを得なくなるのが通常のパターンだから、なおさら腹が立つ。

精神科医は、原則として患者に説教はしない。それは気の持ちようだよ、と話を逸らすこともしない。まずは本人の主観をそのまま受け止める。といって患者の言うことをすべて額面通りに、無批判に信じ込むこともしない。もし当人が世間を甘く見ているがゆえに「苦しい」と訴えているなら、それはそれで確かに苦しいのだろう、だが世間の基準からあまりにもかけ離れた尺度で当人が苦しいと主張しているのだから、そのかけ離れ具合にこそ病理が宿っていると考える。それゆえに彼らをとりあえず病人と見なし、対症療法的に対応して信頼を獲得しつつ、彼らの病理へ徐々にアプローチを図っていく。それこそが本来の治療のあり方である。

しかし新型うつ病となる人たちは、往々にして自分が望む抗うつ薬の処方や、病気休暇の取得などにしか興味がない。つまり患者側が主導権を握りたがるのである。あるいは、世間の非情さや会社のブラックさ、社会の残酷さによってもたらされる「犠牲者としてのうつ病患者」という、ドラマチックな立ち位置を求めたがる。精神科医による根本的なアプローチはむしろ避けたがる。医師は無理強いなどできないから、とりあえずそのような彼らを容認しているうちに、いつしか精神科医が新型うつ病患者に怠けるためのお墨付きを与えているかのような事態になってしまう。

考えようによっては、新型うつ病の人たち（の一部）は自分勝手でズルいのである。弱いくせに図々しい。けれども、同時に彼らはあまりにも世間知らずでしかも視野が狭い。ネット情報に従えば治ると思っているし、周囲の人たちの気持ちなど想像もできない。メンタルは子どもに近いと考えたほうが賢明かもしれない。いささか傲慢な虚弱児ではあるかもしれないけれど。

次に②。再三述べているように、人は自分の心が不安定になり上手く機能しなくなってしまっても、それがどのような状態になっているかを的確に把握することが難しい。先入観や思い込み、周囲からの暗示や雰囲気、世間の風潮、情報操作や宣伝戦略などに容易に左右されて、思いがけないところに〈わたしの不調、わたしの生きにくさの正体はこれである〉という着地点を見出してしまう。そのような（考えようによってはイージーかつ便利至極な）着地点は、時代とともに移り変わってきた。たとえば神経衰弱、病気不安症ともいわれるヒポコンデリー、ノイローゼといった具合に。トラウマやPTSD、解離性障害などが着地点となったこともあった。そしてつい最近までは、うつ病がそれに該当していたようである。さらにネットによる情報は、必ずしも誤ってはいないかもしれないがニュアンスがまるで違ったりする。そんな情報が伝言ゲームで変貌を遂げ、「気持ちがすっきりしなかったらうつ病」「つらかったり気が進まなかったらうつ病」「自分らしく生きられなかったらうつ病」といった具合に、とにかくうつ病ということにすれば話がまとまる、といった流れになってしまったようである。いずれ次なる着地点が出現することだろう（もしかするとそれは、発達障害かもしれない。発達障害を抱えているがそのぶん傑出した才能を持つキャラ、といったノリで）。

ことにまだ若い世代の新型うつ病患者が、欠勤だの病欠だのを繰り返しているうちにリストラされてしまうケースは珍しくない。せっかく入社した上場企業から馘首《かくしゅ》されたりしたら、さぞや気落ちしてそれこそトラウマ体験になるのではないかと心配しつつ観察していると、少なからずの人たちが案外と平気な顔をしているのである。むしろ「せいせいした」ようにすら映ったりする。なぜそんな奇異な顚末になるのか？

こういった人はそれまで比較的順調に人生を歩んできた場合が多いようだ。挫折知らずなわけで、それはそれでめでたいのかもしれないけれど、どうやら当人はそんな無難な道筋に釈然としないものを感じているらしい。親の意向で人生を歩まされているみたいな違和感を覚えている。

そうなると、新型うつ病を患って会社を辞めること（すなわち親や周囲の期待を裏切ること）が反抗期に近い意味合いを帯びてくるのかもしれない。さらには少々飛躍した論であるように聞こえるかもしれないが、しばしば新型うつ病と、それによってもたらされる人生の変化という組み合わせが、ある種の通過儀礼に近い役割を果たしているようにも感じられるのである。実際にはそこまでシンプルな絵解きにはならなくても、根底の部分にはどこか遅れてきた反抗期ないしは通過儀礼に近い意味合いが新型うつ病には託されがちな印象がある。

最後に③について。新型うつ病は従来型うつ病とは異なる原因に根差した「うつ状態」なのであり、必ずしも「うつ貴族」的なアンフェアで卑怯《ひきょう》で厚かましい人たちとは限らない。でもうつ貴族は大いに目立ち、結果として悪貨が良貨を駆逐してしまったかのような気配は感じられる。率直に述べれば、やはりパーソナリティーに問題を抱えた人たちが一定数いて、彼らの振るまいが新型うつ病のイメージを悪くしている。とはいうものの、そんな彼らも苦しんではいる。自らを周囲に理解してもらえぬ被害者だと考え、うつ貴族なんて名称と自分とは断固無関係だと信じている。そのようなすれ違いがなおさら事態を面倒なものにしている。

ではそのように周囲を困らせるタイプの新型うつ病への対処はどうすべきか。だらだらと休ませるのは感心しない。担当医と連携しつつ病欠にはしっかりと期間を限定し、「けじめ」をつける。環境調整や異動などで本人への応援は試みるものの、それで追いつかないとしたら、むしろ会社そのものと本人との反りが合わないわけで、それは誰それが悪いといった話ではなくまさに相性の問題である。もっと本人に相応しい別の組織や分野で活躍してもらう形で話し合いを進めたほうが良いだろう。腫れ物に触るような態度で曖昧に接していては、互いに不満が募るだけである。残念ながらもうこれ以上あなたに配慮したり譲歩するのは無理なんです、と手の内を明かす姿勢で話し合いをしたほうが現実的だと思う。

補足

うつ病関連で、補足をここに書いておく。

企業経営者を中心とした会合で、うつ病について講演したことがある。質疑応答になったら、ある管理職がこんな質問をした。「うつ病って、伝染《うつ》ることってあるんでしょうか」と。

こんな質問がくるとは思ってもいなかった。細菌やウイルスでうつ病が生じるわけでもあるまいし、まさかうつ病が伝染すると考えている人がいるとは。

でも質問した管理職としては、かなりシリアスな問い掛けだったのである。職場のある部門でうつ病の患者が一人出て病欠になった。するとしばらくしたら、その部門で次々にうつ病患者が出たというのである。管理職という高い位置から眺める限り、なるほどそれはインフルエンザや新型コロナが猛威を振るっているのと酷似した構図に映ったであろう。

おそらくその部門では、もはや誰もがストレスの限界に近いところで働いていたのではあるまいか。それでも「あの人だって頑張っているのだから、わたしがギブアップするわけにはいかない」と切実な思いで耐えていたのではないのか。それが一人脱落した途端、一気に緊張の糸が切れ、次々に脱落者が生じたのではないか。とすれば、最初にうつ病となった人は、いわば炭鉱のカナリアに近い意味を伴っていたわけで、それを見逃した管理職がのどかに「うつ病は伝染るんですか」なんて尋ねているその鈍感さにこそ問題があるのかもしれない。

ストレスとはいっても、それに耐えることで明るい未来や希望が見えてくるのか、苦しいなりに自分で仕事の調整や裁量の余地が与えられているのか、上司が大変さをちゃんと分かってくれているのかどうかで、苦痛の度合は大きく違ってくる。理不尽で無慈悲なストレスが、うつ病患者を生み出しかねないのである。

もうひとつは抗うつ薬についてである。新型うつ病に抗うつ薬は効かない、と既に述べた。にもかかわらず、実際には処方されていることが多い。なぜなのだろう。

これも既に書いたように、薬は必ずしもデータ通りの作用を示すわけではない。意外な薬剤が意外な効果を示すなんてケースはいくらでもある。たまに、新型うつ病でも抗うつ薬が効果を発揮する場合はある（理由は分からない。プラセボ効果も関係しているのかもしれない）。だからその可能性に賭けてみる、というのがひとつの考え方である。また、新型うつ病患者の多くは、ネットなどの知識で自分の病気は抗うつ薬で治ると信じている。いや、九割は効きませんよあなたの場合は、と説明したとしても納得しない。ならばとにかく処方してみて、もしも上手くいけばラッキーであるし、駄目ならそこで現実を認識するステップとなるだろう。けれども上手く次のステップに進めないまま、漫然と抗うつ薬投与が行われている場合が少なからず見受けられるのである。残念な話であるけれど。

第二章　躁と双極性障害

ロールス・ロイス

　JRの最寄り駅から拙宅までは、回り道を含めてコースが何種類かある。その日の気分で道を選ぶのだが、先日、保育園の近くの裏道を歩いていたら驚かされた。一軒家があって、豪邸ではない。著名な建築家が設計したような前衛的なものでもない。まあごく普通の洋風の一軒家である。道に面してガレージがあり、通りすがりにふと目を向けたら、新型の黒いロールス・ロイスがガレージに納まっているではないか。

　その家の雰囲気からは、せいぜいボルボあたりが似合っている。アウディでも構わないだろう。しかしロールス・ロイスはあまりにも不似合いだ。わたしの勝手なイメージでは、ロールス・ロイスは王侯貴族や富豪の自動車である。少なくともオーナーが自分でハンドルを握るような車ではない。降りるときも、誰かが駆け寄ってドアを開けてお迎えする、といった種類の車だろう。車寄せどころか門もないような家に、ロールス・ロイスはおかしくないか。むしろ専属運転手が自宅へ一時的に持ち帰っていると考えたほうがよほど納得がいく。しかしそうなると、その運転手はものすごく厚遇されているに違いない。庶民の家としては「そこそこ、いいほう」の家屋を眺めながら、そんなふうに訝《いぶか》ってしまうのだ。どうも腑に落ちない。

　多少の金回りが良いことと、ロールス・ロイスを所持することとのあいだには大きな落差がある。この車に乗っていれば本人のステータスが上がるわけでもない。むしろ一点豪華主義のいじましい心性が透けて見えて小馬鹿にされかねない。

と、そんな勝手なことを思いつつも大いに好奇心を刺激されたのだった。

実はロールス・ロイスに関してはなかなか鮮烈な記憶がある。地方で開業している内科系の医師が、双極性障害を患っていた。きちんと服薬し、それなりに感情の浮き沈みのコントロールはついていたはずであった。だがあるときを境に油断し、薬をやめてしまった。それに加え、医院の改装でごたついているうちに大きな「躁」の波が来た。今までになく調子が上がってしまったのだ。気分が高揚し、近くに土地を購入して大規模な総合病院を建設すると言い出した。しかもまだ形もない総合病院の院長の名刺まで早々と刷ってしまった。人脈を広げるためだと夜遊びを始め、金遣いが荒くなった。服装が演歌歌手のようになり、しばしば休診をするようになった。妙に声が大きくなり、豪傑笑いをするようになった。気が短くなり、飲食店でクレーマー化することが再三あった。ナースや職員を怒鳴りつけ、そのため職員が辞め始めた。やがてロールス・ロイスを購入し、自分で乗り回すようになった（年賀状には、本人がサングラスを掛けて愛車の前に仁王立ちになっている写真が添えられ、宛名は墨痕《ぼっこん》鮮やかな毛筆。居酒屋の品書きみたいな書体で認《したた》められていた）。同じ頃、知事選に立候補すると言い出した。その時点で、彼の人生は事実上破綻していた。家族が精神科に連れて行って入院させるべきだったのに、体面を重視した家族はそれを避けた。

詳細は不明だが、その内科医は立候補を届け出てポスターまで作った時点で、急に「うつ」へと転じたらしい。選挙活動は一切行うことなく落選し、翌月には休診中の医院でひっそりと自殺を遂げた。

精神科医の目から見れば気の毒というしかない。彼は病気の犠牲者である。でも周囲の人たちは、そのようには捉えなかったようである。ある種の我が儘とか思い上がりの果てに自業自得の結末を迎えたと受け取ったらしい。おそらくその土地では、ロールス・ロイスを即金で買った傲慢な医師として伝説と化したのではあるまいか。本当はわたしが弁護をしてあげたいところだけれど、直接の関係がない立場だからそんなわけにもいかない。

そのような出来事を、保育園の近くの家に置かれていたロールス・ロイスから思い出したのであった。

なお追記をしておくと、しばらくしたらガレージからはロールス・ロイスが姿を消し、その代わりにランボルギーニが納まっていた。さらにもうしばらくするとアストンマーティンが納まっていた！　ここに至って、どうやら名車の数々はこの家の主人の持ち物ではなく、家の主人は個人輸入で外車のディーラーをしているのではないかと思い至った。ガレージの自動車は、いわば商品に過ぎない。新宿に住んでいた時分、近所で似たような商売をしていた人がいたのも思い出した。たぶんあの家の主人は、躁病ではないだろう。

「うつ」の底が抜けると「躁」になる

正直に申せば、精神科の外来でもっとも厄介な患者は躁病の人である。彼らは、おしなべて薬を拒む。それまでは躁うつ病として長期間薬を飲んでいたとしても、何かの加減で躁にシフトすると薬をやめてしまうし（あるいは薬を止めた挙げ句に躁となる。うつとなる場合もあるが）、診療の場にも来なくなる。わざわざ来た場合は、「今後、精神科なんかに来る気は一切ない」と宣言するためか（いちいちそんな好戦的な態度を取るあたりが、もはや躁状態が加速しつつある証左だろう）、困り果てた家族に無理矢理引っ張られて来たかのいずれかである。

病識（自分が病んでいるという自覚）は、まずない。やたらと怒りっぽく、医療を蔑み（薬をやめたら活力が漲《みなぎ》ってきたぜ！　こうなったらもう、ヤブ医者どもを全員告発してやる）、全能感に満ち（オレは世界一！　才能が溢れ出そうだ）、世の中を嘲笑《あざわら》う（世間は想像力の貧しい愚か者ばかり！）。たとえこちらの説得に応じて薬を飲んでくれても、躁モードに突入してしまったら、すぐに鎮静は期待できない。調子が上がった状態で重ねる浪費や馬鹿げた諍《いさか》い、失笑ものの大言壮語《たいげんそうご》、次々に思いつく非現実的なプラン、社会的信用を失うような振る舞い（パワハラやセクハラ、暴言や暴力、呆れるばかりの自画自賛や露骨な権力志向）を考慮すると、ベストなのは一定期間の入院と判断したくなる場合も多いが、十中八九、彼らは激しく入院を拒む。人権侵害だ、自由の敵だ、マスコミに情報を流してやる等々大騒ぎをする。

そもそも人間の精神は、いくぶん抑うつ気味で不安も少々、そんなあたりがデフォルトとして設定されているのではあるまいか。いささかネガティブな精神状態を、やり甲斐だとか充実感、ささやかな喜びや感謝の気持ちでどうにか底上げして生きていく。まあそれが堅実な人生を送っていくための基本だろう。浮ついたり調子に乗ると、ろくなことがないのが世の定めである。

躁状態ないしは軽躁状態は、無関係な他者からすれば明るく潑剌《はつらつ》としていてよろしいと思えるかもしれない。活力に溢れハッピーで良いじゃないか、と。だがやはり「躁」は不自然な状態なのである。それは「やぶれかぶれ」や居直り、自己欺瞞《ぎまん》と喧嘩《けんか》腰、軽挙妄動とチープな自己肯定――そのような無残で痛々しく、しかも多かれ少なかれ自滅指向を秘めた振る舞いである。

たとえば人は追い詰められたとき、必ずしも絶望に沈むとは限らない。むしろ虚勢を張ったり攻撃的になったり駄洒落を連発するような軽薄さを示しかねない。葬式躁病と呼ばれるものがあり、これは愛する者の葬式に臨んで、悲しんで当然なのに逆にテンションが高くなってしまい、まことに不自然な形で騒がしい言動に走ってしまうものを指す。言い換えれば、「うつ」の対極に「躁」があると考えるよりも、「うつ」の底が抜けると「躁」になるといったイメージを覚えさせられることすら現実においては珍しくないのだ。

おそらく躁状態はわたしたちの戯画《ぎが》である。普段ならば理性や分別で押し隠している本音や欲望が、呆気なく解放されてしまう。そうした解放は、もしかしたら泥酔において実現されがちかもしれない。だが意識が清明なぶん、躁状態は「あのときは飲み過ぎていまして」と弁明ができない。自己責任を背負ったまま当人は追い込まれていく。周囲の人々も、うんざりしたり立腹したり嘆息しつつも、どこか他人事で済ませられない生々しさを感じて表情を引きつらせる。

落語家の二代目・桂枝雀（一九三九〜一九九九）は上方の爆笑王と呼ばれ、一時は大変な人気を誇った（YouTubeで高座はいくらでも視聴可能）。NHKの朝の連続テレビ小説にも出演したし、松本俊夫監督の映画『ドグラ・マグラ』（一九八八）では一種のマッドサイエンティストである正木敬之博士に扮し、その怪演のみならず阿呆陀羅経《あほだら》で唱える〈キチガイ地獄外道祭文〉は「さすが」と思わせる迫力であった。

もともとの芸風は「上手いが暗い」といったものであったらしい。つまり華を欠いていたのだろう。努力家で生真面目な彼はそれを悩み、戦略的にオーバーアクションで「やり過ぎ」な芸風に転向した。顔を見ただけで客が笑い出すような噺家になろうとした。理屈っぽく思い詰める性質だったので、彼なりの理論を考え努力を重ねて爆笑落語は世間に受け入れられた。しかしわたし個人としては、彼の芸は「わざとらしさ」と痛ましさが同居しているように映って耐え難かった。ちっとも可笑《おか》しくない。息苦しくなる。「華」と「騒々しさ」とを取り違えている印象があるのだ。

正直なところ、無惨だと思う。あれを見て心の底から笑い転げられるものなのだろうかとわたしは首を傾げたくなるし、あの芸風を喜ぶ人たちに向けて過剰適応を図っていくうちに身動きが取れなくなった枝雀の運命を思うと、いたたまれなくなる。彼は自宅で縊死を遂げた。

枝雀は何回かうつ病でダウンしており、治療を受けていた時期もある。性格的にもうつ病に親和性が高い。それはそれとして、彼の不自然かつあえてブレーキを外したかのような芸風に、わたしは「躁」の持つ不安定で危ういトーンに近いものを見出さずにはいられないのである。おそらく枝雀は「うつ病」を反復させてはいたが基本的に「躁うつ病（双極性障害）」ではなかった。にもかかわらず、「うつ」の呻吟《しんぎん》から導き出された芸風が「躁」そのものに近かったところに、「『うつ』の底が抜けたら『躁』」、といった図式をあらためて実感せずにはいられないのである。

躁的なもの

「うつ」はわたしたちの日常と地続きになっている印象があるいっぽう、「躁」には明らかに日常から飛躍したイメージが伴う。言い換えるならば、躁はより深い病理を実感させる。しかも躁というありようは、その意味合いがまことに不明確なのだ。

富岡多恵子が「笑い男」という短篇を書いている（『当世凡人伝』講談社文芸文庫一九九三所収）。この作品では冒頭に、まさに笑い男そのものが登場する。もっとも、すぐに退場して話は別な方角に進んでしまうけれど、差し当たって一部を引用してみたい。彼は中央官庁から地方へと出向して来ている役人である。


そのエライ役人はたえず笑い声をあげていた。笑っているのではない。笑い声をあげているのである。ひと言かふた言喋るたびに笑い声をあげるのである。しかもその笑い声は、瞬間あたりに響きわたるような豪快な大声で、笑いのすぐ前に口から出た言葉を即座に消してしまいそうな勢だった。

エライ役人のそばにいるあまりえらくないらしい役人が、出席している人間を次々に紹介していく。そのたびに、〈ああ、よろしく〉とエライ役人は立ち上って名のる人間を軽く一瞥《いちべつ》するだけで、例の笑い声をしばらく響かせる。その笑い声がおさまるのを待って、あまりえらくない役人が次の人間を紹介するという段取りだ。しかし、その笑い声は、自然におさまって止むのではなく、途中でなにか急に不愉快なことでも思い出したように、いつも突然止まり、次の瞬間、本人は真顔になっているのだ。

そのエライ役人の笑い声は、感情や思いを伝達する手段ではなさそうだ。むしろコミュニケーションを拒否している気配さえありそうだ。さもなければ対人関係が苦手なあまりに笑い声で誤魔化しているのか。あるいはチックや吃音《きつおん》の一部のように病的な症状と見るべきなのか。いずれにせよ、彼の笑い声にはどこか不健康かつ不自然なものが窺《うかが》える。そして野太い笑い声を連発している彼の様子は、とりあえず「躁」的なものの範疇《はんちゅう》に収まるだろう。

思い起こしてみれば、なるほどエライ役人に似た笑い男とは今までに何名か遭遇したことがある。すべて管理職クラスの人物であった。若い頃から笑い男であったのか、出世してからそうなったのか知りたいところだったけれど誰に訊《たず》ねてみればいいのか分からなかった。おそらく日本全国津々浦々には、意外なほどたくさんの笑い男たちが棲息しているに違いない。

さてわたしは既に「おそらく躁状態はわたしたちの戯画である。普段ならば理性や分別で押し隠している本音や欲望が、呆気なく解放されてしまう」と書いた。つまり躁はある種の無防備な状態に他ならず、調子に乗って内面をうっかりさらけ出してしまうような状況を招来するものであると捉えていた。

だが笑い男を思い描いてみれば、躁的なものはむしろ煙幕として、ないしは仮面のように本心を隠し通す装置として作用している。カムフラージュとしての、偽りとしての躁もあるということである。しかも笑い男本人は、自分の笑い声や躁的な態度を不自然なものとして自覚してはいないだろう。過去はともかく少なくとも今現在においては、躁的であるのが彼にとって平常運転となっている。

躁は本音から嘘、無防備から自己欺瞞、明け透けから演技まで、幅広い領域をカバーしてしまう。わたしたちは躁を前にしてそれがウソかホントか、ウソのようなホントかホントのようなウソかを見抜けないまま困惑する。薄っぺらなのか本質的な事象なのかも分からない。いったい笑い男とは何者なのか、ロールス・ロイスを購入した医師はどこまで自分に正直であったのか。

そのようなものを前にして、精神科医もまた頭を抱えるばかりになってしまいがちなのであり、でもだからこそ、そこには人間の胡散臭《うさんくさ》さが凝縮しているようにも感じられるのである。

双極性障害

ついこの前まで「躁うつ病」と呼ばれていた病気が、昨今では「双極性障害」と呼ばれるようになっている。双極性障害と対になるのは、「単極性障害」である。

そもそも躁うつ病とは躁病とうつ病とが複合したもので、おおむね両者が交互に出現する（循環する）といったイメージで世間に認知されていた。

では双極性障害（ここからはもう、躁うつ病という言葉は使わずに双極性障害とします）における「うつ」相と、いわゆるうつ病（単極性障害。躁病のみが出現することは稀なので、単極性障害は通常、従来型のうつ病を指す）とは区別がつくのだろうか。

結論から申せば、区別はつけにくい。症状は非常にまぎらわしい。過去に躁病を呈したことがあれば双極性障害と分かるが、双極性障害の三分の二は「うつ」で始まるのだ。当初の診断はうつ病（単極性障害）であったが途中で双極性障害へと診断名が変更になるケースはおよそ一割とされている。双極性に比べ単極性の発症率が遥かに高いことを考慮すれば、やはり区別は難しい。ただし双極性障害は発病年齢が若く（二〇歳台が多い）、血縁者にしばしば双極性障害の人がいる。また病前性格が行動的で外向的、ときに気難しくなったり不機嫌になるといった気分屋の傾向がある。そのあたりを手掛かりにすることは可能だろう。

単極性障害（従来型うつ病）と双極性障害とは、別の病気と考えるべきなのである。単極性障害では「うつ」が生涯に一回だけの場合もあるが、双極性障害はむしろ慢性疾患と捉えたほうがいい。用いられる薬剤も異なる。

単極性障害には抗うつ薬が効果を発揮するが、双極性障害の「うつ」相には抗うつ薬はあまり効かないとされる。たまには効くケースもあるが、おしなべて効果は薄い。多くの医師は、双極性障害と判明したらその時点（「うつ」相であろうと「躁」相であろうと）で、リーマス

（炭酸リチウム）という薬剤を基本として用いるだろう。ずっと飲み続ける必要があるし（慢性疾患だから）、ときおり採血して血中濃度を測定する必要がある。濃度が低いと効果が出ないし、高過ぎると中毒症状が出る。

リーマスは、薬剤の区分としては気分安定薬の範疇に位置づけられる。他の気分安定薬としては、デパケン（バルプロ酸）やテグレトール（カルバマゼピン）、ラミクタール（ラモトリギン）も用いられるが、これら三つは癲癇《てんかん》の薬としても処方されることがある。したがって「医者からもらった薬が分かる本」の類を調べて「わたしは双極性障害と説明されたが、本当は癲癇だったのか！」などと驚かないほうがいい。近頃、精神科の薬はまったく別の二つの精神疾患のどちらにも効く、といったものが多いので効能書きを一瞥しただけで早合点しないように留意されたい。

ジプレキサ（オランザピン）やセロクエル（クエチアピン）は非定型抗精神病薬として主に統合失調症に用いられているが、これが双極性障害に使われることもある。いや、セロクエルは海外ではリーマスよりもポピュラーだという。ただしジプレキサもセロクエルも、困った副作用がある。まず、高血糖をきたす可能性があって糖尿病の人には処方できない。また、個人差はあるが体重増加が頻繁に見られる。つまり肥満するのである。それもかなり肥満する。

精神状態さえ安定すれば、いくら体重が増えようと構わないという人がいるだろう。体重が一〇キロも一五キロも増えたりするくらいなら、精神が不安定でも仕方がないと判断する人もいるだろう。だがどちらに決めるにせよ、当人は冷静な判断ができるような精神状態にはないことが多い。そうなると医師が判断をして見切り発車をせざるを得ないわけで、これはなかなか責任重大である。わたし個人としては、なるべくならジプレキサもセロクエルも避けたいと考えている。

双極Ⅰ型とⅡ型

双極性障害は、「躁」相と「うつ」相とがほぼ互角に入れ替わる（循環する）と早合点しないほうがいいだろう。互角ないし「うつ」相がやや優勢（うつが二、三回訪れたら、躁が一回とか）なものは、現在では双極Ⅰ型と称される。ではもっと違ったタイプはあるのか。

「うつ」が圧倒的に優位となるタイプがある。いつまでも改善しない「うつ」といった印象で、難治性の単極性障害（従来型うつ病）のようにも映る。でも詳しく観察すると、ときおり「躁」が短い期間（最低で四日以上）出没している。ただしその短期間の「躁」は、既に述べたような「いかにも」の躁状態ではないのだ。

衝動性や苛立ちといったものだけが不意に出現しがちで、つまり生彩を欠いたままずっと塞《ふさ》ぎ込んでいた人が、ある日いきなり暴力的になったり、激しい自傷行為に及んだり、ギャンブルに大金を注ぎ込んだり、クレーマーと化したり、セクハラ行為に走るなどの唐突な振る舞いに及ぶのである。そして周囲が驚き当惑しているあいだに、また塞ぎ込んだ状態へと沈んでいく。これを双極Ⅱ型と称する。

双極Ⅱ型は、あまり双極性障害らしく見えない。短期間の「躁」は、およその人らしくない突発的行為として析出《せきしゅつ》する。したがって、双極Ⅱ型の患者は、たとえばパーソナリティー障害（ことに第三章で述べる境界性パーソナリティー障害）と間違われる場合がある。さらには、Ⅱ型は自殺や依存症、パニックや摂食障害などを伴うことも少なくないので、ますます境界性パーソナリティー障害とまぎらわしくなる場合がある。いやはや精神科の診断には、誤診の罠がたくさん仕掛けられているのである。

もしかすると、痴漢行為や万引きを行う人の中には、薬物治療の対象となるような疾患——つまり双極Ⅱ型の患者も交ざっているかもしれない。そうなると刑罰よりも治療を優先させるべきといった話になってくる。もっとも、「躁」において痴漢や万引きを行ってしまうのは元来そうしたものを指向する深層心理があったからだと考えれば、全面的に無罪とするのも不適切となるのかもしれない。だが深層心理にまで勝手に踏み込んで有罪とするのはおかしい、といった論理も成り立ちそうで司法判断はきわめて難しそうだ。

そして双極Ⅰ型とⅡ型とはかなりイメージが異なるわけであるが、現実においてはⅠ型とⅡ

型との間にはさまざまな中間型ないしは移行型が並んで、(まるで虹のように) スペクトラムを形成しているらしい。これはなかなか柔軟な考え方で、しかも治療は気分安定薬が中心になるというところで根幹は同じであると担保される。

スペクトラムといった把握の仕方には、それまではばらばらだったものがグラデーションとなって一直線上にきちんと並べられるという意外性——そんな一種の爽快感を伴う。それがためか、精神科領域では統合失調症スペクトラム、強迫スペクトラム、自閉スペクトラムなどさまざまなスペクトラムが提唱されている。

再び、躁的なもの

躁病や躁状態に関する学術論文は驚くほど少ない。「うつ」に関しては精神病理や生物学的研究、生化学的研究、治療関連、病跡学など数多くの論文がひしめいているのに、まさに雲泥の差なのである。

おそらく「うつ」には、どこかしら精神生活における根源的な問題を想起させるところがある。なるほど「うつ」はつらいが、ときにはノスタルジーや文学的な気分にすら通じる感情をもたらすし、微量の「うつ」は内省的な精神活動をもたらす。「うつ」には深い味わいがあるのだ。

しかし「躁」はどうだろう。表面的で俗臭にまみれ、チープで短慮で限度知らずなものでしかない。浅く騒々しく、往々にして傍迷惑ですらある。心の深淵を覗いている感覚をまったく欠く。まあこれでは関心を惹きにくかろう。

治療の対象ではないが、慢性的で軽い躁状態の人がいる。ときにはそれが行動力と結びつくことがあるが、おしなべて斜め上の方向に向かってしまう。もっともそこが面白いのであって、世の中で散見されるキッチュな案件は、そのうちのかなりの数が軽躁的な精神に根差しているのではあるまいか。たとえばビジネス的な戦略ではなく、高さが一〇〇メートルを超しかねない巨大仏、あるいは高さ二〇メートルの恵比寿様とか全長四一メートルの涅槃《ねはん》仏といったものを作る心のありようとはどのようなものなのだろうか。

巨大とか世界一、東洋一、日本一に無闇《むやみ》にこだわる人がいる。彼らは、桁外れとか未曽有といった形容に心がときめく人である。呆れられようが眉を顰められようが、とにかく相手を驚かせれば「勝ち」と考える人でもある。そうした人たちは、軽躁的傾向をかなり濃厚に持っているのではないだろうか。もっとも、巨大仏の類を本当に作ってしまうような人々には大まかに言うと二種類あって、一つは今述べたような軽躁的なタイプ。もうひとつは妄想的なタイプである。後者に関しては統合失調症に親和性が高く、あざとさや外連《けれん》、耳目《じもく》を集めるといったことには関心が乏しく、いわば脳内の妄想的な理想を忠実に再現すべく途方もないモノを作り上げる。ただし注記しておくと、統合失調症がきちんと治療されないまま経過した人の中には、軽躁的な人がたまに存在する。必ずしも軽躁的と妄想的とが対立するわけではない。

軽躁的な世界観は、過剰さと悪ノリによって構成されている。そして悪ノリは駄洒落や不謹慎、エロの方向に進みかねない。

いわゆる秘宝館は性風俗に関わるコレクションや扇情的なパノラマを展示した私設博物館であるが、このような存在は仲間同士でセックスショーやポルノを眺め、猥談《わいだん》で盛り上がる感性に属している。総じて性行為を（いささか牽強付会《けんきょうふかい》だが）人間賛歌といったノリで捉え、性的寓意を含んだ民芸品や性神石仏の類の蒐集《しゅうしゅう》、性にまつわる風習や言い伝えのジオラマ化、医学を装っての妊娠出産や女性器の図解や標本の展示、マリリン・モンローなどのセックスシンボルをそのまま裸の人形に仕立てる、ときには動物の性器の陳列等々で構成される。それは宴会で酔ったときに春歌を大声で歌って同席の女性が顔を赤らめるのを面白がるような昭和的悪趣味の発露にも通じている。

秘宝館は、距離を置いて眺める限りは興味深い。そこに漂ういかがわしさは、鑑賞の対象に忘れ難い印象を与える要素である。そして軽躁的精神もまた、「いかがわしさ」に通底する。富岡多恵子が描く笑い男も、巨大仏も秘宝館も、いずれも「いかがわしい」。軽躁状態の人物は、往々にして「いかがわしく」映りかねない。

性格における躁

かつてドイツの精神医学者クルト・シュナイダー（一八八七〜一九六七）が、『精神病質人格・第九版』（一九四九）というひどく読みづらい本を上梓し、その翻訳がみすず書房から出ている（懸田克躬《かけたかつみ》・鰭崎轍《ひれざきてつ》訳、一九五四）。それをちょっと繙《ひもと》いてみよう。

シュナイダーは、まず〈異常人格〉というものを定義する。すなわち、平均から逸脱した人格が〈異常人格〉で、価値観は関与しない。だから聖人とか浮世離れした学者、変わり者の芸術家も、猟奇殺人犯や虚言癖の著しい詐欺師も、平均的な人ではないという意味では同じように〈異常人格〉ということになる。

〈異常人格〉のうち、その人格の異常性を自ら悩み、あるいは世の中や周囲が悩む（困る）ときにそれを〈精神病質人格〉と呼ぶ――シュナイダーはそのように述べる（現在では〈精神病質人格〉といった名称は用いられない。パーソナリティー障害という語が用いられる）。そしてシュナイダーは、かなり自信満々に〈精神病質人格〉を分類してみせるのである。

だが〈精神病質人格〉やパーソナリティー障害の分類は、簡単そうで難しい。なぜならそれはある学者が生きた時代、知っている世界を反映しているだけだからである。人の心の成り立ちにおいて、普遍的なレベルに達しそうでいて案外達することができない。

『精神医学的性格学』（切替辰哉、金原出版一九八四）に記されたシュナイダーの先輩グルーレ

（一八八〇〜一九五八）による分類は以下のようなものとなる。とりあえず名称（現在においては差別的表現のオンパレードだが、歴史的意味合いを考慮してそのまま表記する）のみを列挙すると、〈遅鈍者、興奮者、生来性浮浪者、生来性売春婦、類てんかん型、空想者、敏感者、ヒステリー性格、偏執性人格、神経性疲憊〉で、たとえば空想者とは、

空想生活においてのみ浪漫的な人格で、内的生活は豊かで、繊細な感情をもち、物静かな理論家、良心的な役人、詩人、蒐集家などにみられる。しかし臆病で、人嫌いのため変り者、隠遁者といわれるような人もある。また現実と空想の区別がつかなくなり、空想虚言者になることがある。

わたしは反射的にカフカのことを連想したが、それはそれとして空想者として通用するような「良心的な役人」といったものの存在が、当時の社会のありようを想起させる。「生来性浮浪者」とか「生来性売春婦」といった分類がわざわざ設けられたのも、当時の社会にはそうした人たちが多数いたからだろう。

ではシュナイダーの分類はどのようなものだろう。

①発揚性《はつようせい》精神病質人格
②抑うつ性精神病質人格
③爆発性精神病質人格
④気分易変性《いへんせい》精神病質人格
⑤狂信性精神病質人格
⑥自己顕耀《けんよう》精神病質人格
⑦情性欠如性精神病質人格
⑧意志欠如性精神病質人格
⑨自信欠乏性精神病質人格
⑩無力性精神病質人格

以上である。付言すると、④は双極性障害のことではなく、癲癇の一部における周期的な気分変調が念頭に置かれている。

さて、慢性的に軽躁状態の人は、①の発揚性精神病質人格に該当しそうである（グルーレの分類では、ぴったり当てはまるタイプがない）。『精神病質人格』から説明を引用すると、……朗かな、親切なことも少なからず、活動的な、どんな経験にもめげぬ、常に楽天的な均衡のとれた人達である。それと密接に関連することであるが、彼らの多くは深刻性、徹底性を欠き、無批判、無分別、自信家で、決断が軽率で甚だ頼りにならないのが常である。カントが彼らのことを人間学の中に「快活者の多血気質」という表題で甚だ適切に叙述している。

さらにこの亜型として「陽気な軽躁病型」と「厄介な口論家」を付け加えている。

発揚性精神病質人格においては躁病の症状を薄めたものが性格に深く根を下ろし、持続的に発現しているわけである。「常に楽天的な均衡のとれた人達」というあたりにはいささか異議を唱えたくなるが、いくぶんハイな状態なりにどうにか社会生活は営めていると解釈したい。まあそれはそれとして分かるし、根気や徹底性を欠いていようと金さえあれば巨大仏を業者に作らせることは可能だろう。だが人の心は、シンプルに見えても実は複雑な場合が珍しくない。桂枝雀は、なるほど表面的には発揚性精神病質人格に近い印象があったかもしれない。でもそれは意識的に装われた人柄であり、本質的には抑うつ性ないしはうつ病患者そのものと見るべき人であった。

フィクションではあるが笑い男はどうだろう。あたかも発揚性精神病質人格的なものを前面に押し出しているが、実際には情性欠如性精神病質人格とか自己顕耀精神病質人格に近かったのではないか。そのような二重性を微妙に感知させるようなトーンに、気味の悪さや油断ならぬ印象が立ち上がってきたのではないのか。

陽キャと躁

世間的に人の性格として好ましいのは、明るく外向的で活力に満ち、些細なことにはこだわらず、むしろ単純明快なくらいの性質すなわち陽キャ（陽性キャラクターの略）とされているようである。内向的で何を考えているのか分からぬような人間は、それこそ昨今ならば陰キャと呼ばれ、ネクラでコミュニケーション能力が低く非リア充（リアルな世界で充実した生活を送っていない。ただしリアルな充実した生活とは、恋人がいて友人が多く、サークル活動や飲み会へ参加することが多く、オタクっぽいものとは異なる趣味を持つといったステレオタイプなものでしかない）で、学生ならばスクールカーストの下位に属する存在だ。昔からほぼ似たような価値観は横行していた。夏目漱石の『坊っちゃん』がいまだに人気があるのも陽キャとして当然なのだろう。

だがこうした陽キャ的なものと躁的なものとを、そのつもりはないのだが混同してしまう人が社会には予想以上に多い気がするのである。もしかすると笑い男もそうした誤りが、あの奇妙な笑い声に結実してしまったのではないのか。「あいつは面白い奴だから、飲み会には欠かせない存在だ」などと言われている人物たちに、過去に何名も出会っているが本当に面白い人と思ったことはせいぜい一、二回である。あとはいくぶん枝雀的に無理をしている印象が強かった。それこそ陽キャ「もどき」の人なのではあるまいか。だから悪いとか駄目と否定する気はない。が、彼らも肯定されつつ生き抜くためには大変なのだなあと同情したくなる。

昔、病院以外の職場に勤務していたことがある。白衣なんかは着ない。誰もが私服であった。そこに心理職の中年女性がいて、どうやら彼女は軽い双極性障害のようであった。あまり落ち込むことはない。また躁に傾いたときもトラブルを起こしたり誰かと喧嘩をしたりはしない。もともと尊大な雰囲気がやや感じられる人であったが、躁になると服装が変わるのである。普段は目立たないごく普通の服であったのが、ウエスタン・スタイルとなる。刺繍の入ったパイピングシャツ、フリンジのついたスウェードのベスト、首にはペイズリー柄のバンダナを巻き、ジーンズにコンチョベルト、ビンテージ調のウエスタン・ブーツといった格好になるのだ。あとはカウボーイハットさえあれば牧場で働けそうだ。

そのウエスタン・スタイルが似合っているかと訊かれれば、口ごもらざるを得ない。でも彼女は得意満面なのである。その服装によって全身に力が張り自信満々になっているのが手に取るように分かる。ことさらおかしな服装とは思わないが、職場においては何だか違和感がある。

でもわざわざそんなことを指摘する人は誰もいない。

数カ月に一度、彼女がウエスタン・スタイルになるのでわたしはそれが楽しみになった。怖い物見たさに近いのではあるが。その女性とはほとんど言葉を交わすこともなかったけれど、遠くから眺めているだけで「ちょっとしたものを見てしまった」という気分にさせられる。躁に相応しくもっと突飛で舞台衣装みたいな服装のほうが「いかにも」と感じられそうだが、ウエスタン・スタイルでどうにか折り合いをつけているあたりが「軽躁」を意味しているようでもあり、彼女なりの分別のようにも思えた。そんな詮索《せんさく》を含めてまことに興味深かった。

ウエスタン・スタイルの心理職の女性と笑い男とは、どちらも観察対象としては申し分ないが、精神のありようには大きな隔たりがある。そしてどちらも精神科的には治療の対象にならない。

第三章　パーソナリティー障害と「困った人たち」

（付　クレーマー対応法）

通俗精神医学本の当たり年

パーソナリティー障害が世間一般から注目されるようになったのは、フロイト直系の精神分析医・小此木啓吾《おこのぎけいご》が著した『あなたの身近な「困った人たち」の精神分析』（大和書房）が大きな影響を及ぼしたからと記憶している。

この本が出版された一九九五年は、阪神・淡路大震災および地下鉄サリン事件が起きた年である。同年にはロバート・D・ヘア『診断名サイコパス――身近にひそむ異常人格者たち』（小林宏明訳、早川書房）、リンデン・グロス『ストーカー――ゆがんだ愛のかたち』（秋岡史訳、祥伝社）も刊行され、いわばパーソナリティー障害を題材とした通俗精神医学本の当たり年であった。そんなことを鮮明に覚えているのは、たまたま編集者から『ストーカー――ゆがんだ愛のかたち』のゲラを見せられて感想を求められ、よく書けているが著者がジャーナリストということもあって「精神医学的にはもう少し内容が整理されているとよろしいかと思う」と述べたら、それならばとわたしが解説を書かされる羽目になったからであった。以来、ストーカーのブームに巻き込まれて不愉快な目に散々遭ったがそれはまた別の話である。

前年にはロバート・K・レスラー他『FBI心理分析官』（相原真理子訳、早川書房。プロファイリングと快楽殺人者を紹介）、さらに遡って一九九二年にはダニエル・キイスの『24人のビリー・ミリガン』（堀内静子訳、早川書房。いわずと知れた多重人格のノンフィクション）、いっぽう一九九六年にはM・スコット・ペック『平気でうそをつく人たち』（森英明訳、草思社。境界性パーソナリティー障害に多くの枚数が割かれている）といった具合に一九九五年の前後にはパーソナリティーのダークサイドに迫った書籍が相次いで刊行されている。ついでながら一九九七年には神戸連続児童殺傷事件（酒鬼薔薇聖斗、少年A）が起きている。

『あなたの身近な「困った人たち」の精神分析』に話題を戻すと、やはりタイトルが秀逸であった。異常とか狂気などとは言わずに、「困った人たち」や「あなたの身近な困った人たち」と日常生活に即した言い方が効果的だったようだ。サブタイトルは「パーソナリティ、そのミクロな狂い」であり、あくまでも微妙だったりちょっとした違和感というあたりを狙ったのが賢明だったのであろう。前書きにも、ちゃんと書いてある。「職場や家庭で身近な人を傷つけたり、困らせたりする人たち、これらの困った人たちが本書の主役である。上司、部下、同僚、夫、妻、友人……あなたの身近なこれらの人たちをどう理解したらよいのか。彼らにどうかかわったらよいのか。本書はその手引きである」と。

ただし実際に読んでみると、さして「手引き」にはならない。噛み砕き方が不十分な精神医学的説明と「あるある話」との混淆《こんこう》で、読み終えてもせいぜい精神分析医に平易な言葉で解説をしてもらった「ような気がしただけ」といった、空疎な読後感を覚えることになる。それでもベストセラーになったのは、「パーソナリティーの偏り」という概念が厄介な他人を理解するうえでの重要な補助線となり得ることに、多くの人々が気づき始めたからなのだろう。

パーソナリティーの偏り

誰であろうと、心の働きにはいくぶん偏りがある。すべてが中庸な人間などあり得ない。そのほうがよほど不自然だ。ほどよい偏りが「その人らしさ」や個性を形づくる。常識や良識の枠内に収まった偏りは、まさに人としての多様性を実感させ、ある種の豊かさに通じる印象すらもたらすだろう。

ところがその偏りが著しくなり突出してくると、日常生活にも歪《ひず》みが生じてくる。不協和音が聞こえ始め、逸脱が生じる。やがて本人ないしは周囲の人間が困ったり困らされたり、あるいは少なからずの人々が警戒心を呼び覚ましたくなるような雰囲気を発散するようになる。そして、おそらく家族や社会のありよう、文化の構造、脳の構造から、逸脱の仕方にも自ずから一定の傾向ないしはパターンが立ち上がってくるだろう。その時点で「その人らしさ」はパーソナリティー障害（かつては人格障害と呼ばれていた）へと変貌するだろう。

ただし正常であることとパーソナリティー障害とを明確に区別するラインは存在しない。きわめて曖昧である。なぜなら、その人物がどんな環境・どんな世界で生きていくかによって、評価ないしは認識が大幅に変わってくるからである。

たとえば芸能界、風俗業界、芸術家のサークル、暴力団の社会といったものを考えてみる。その領域においては賞賛されたり尊敬されていたとしても、だから一般人の世界において彼らが快く受け入れられる存在であるかどうかは分からない。芸能界における成功者が、実はエゴ丸出しで常識をまったく弁えない性格破綻者であったなどという話は、枚挙に暇《いとま》があるまい。『人格障害／［現代のエスプリ］別冊』（成田善弘編集、至文堂一九九七）というムックには「人格障害をめぐって」という座談会が掲載されているが、そこで精神科医の鈴木國文《くにふみ》はこのように語っている。「（前略）フランスの文化というのは、どうも、人格障害を相当にその内に抱え込むところがあると思います。医学の中に抱え込むよりも文化の中に抱え込むというニュアンスです。そうした文化的な傾向は、中国などにも感じることですが……。人格障害という概念自体が、近代概念という側面を持っていて、近代のダーウィニズムとか、分類主義とかというものとパラレルに現れてきたところがあって、そういうものに対して文化が少しばかり躊躇するという感じがフランスにはあると思います。そういうところで『ちょっと待てよ』という感じになる感覚、つまり近代以前のものが何らかの大きな力をまだ持っている感じがあるのです。だから、人格障害のようなものが医学の中にそれほど上って来ずに、文化の中に吸収されてしまっている。」

個人的には、鈴木の話には「なるほどね」と深く首肯《しゅこう》せずにはいられない。いずれにせよ、パーソナリティー障害は相対的なものとして析出してくるのである。

したがって、パーソナリティー障害に関してはとりあえず以下のような疑問が生じても無理はなかろう。

①パーソナリティー障害は、そもそも精神科治療の対象になるのか。

②もしもパーソナリティー障害の人物が犯罪を行ったら、自己責任をどこまで問われるのか。

まず①である。現実問題として、パーソナリティー障害は治療が困難である。治療はすなわち人の性格を変える（別人にしてしまう）という作業になるわけで、果たしてそのようなことを精神科医が行って良いものかどうか。美容整形とは話が違うのである。たとえ本人が性格を変えたいと望んだとしても、性格が変わる薬なんてものはない。精神療法的アプローチや認知行動療法の類も、およそ決定的な手法ではない。洗脳といった文脈でなら（軍隊や諜報機関が開発した）方法はあろうが、それを行ってはもはや一線を越えてしまうのではないか。

精神科医が関与できるのは、パーソナリティー障害によって当人が生きにくさを感じたときだけである。彼らが頼ってくれれば、それなりの指摘や助言は行えるだろう。二次的に生じた不眠とか不安、うつ、焦燥感、苛立ちなどには対応が（ある程度は）可能だ。だが多くの場合、治療関係は長続きしない。精神科医の指摘や助言は耳に痛いものが多いし、即効性はない。二次的に生じた症状への治療も所詮は焼け石に水である。本人に見合った環境で生きていけるように医師が手を貸せる場合もあろうが、さすがに風俗や暴力団の世界に生きることを推奨するわけにはいかない。

結局のところ、パーソナリティー障害と精神科医療とはいまひとつ馴染まないのである。「オレの性格を何とか改善したいので」と頼んでくる患者などいない。しかし、二次的症状としての「不眠とか不安、うつ、焦燥感、苛立ちなど」を主訴として受診してくるケースは多い。その一部は、第一章で述べた新型うつ病に該当したりするわけである。処方をしても、根本の部分はパーソナリティー障害によってもたらされる「生きづらさ」にあるのだから、効果は薄い。ある程度治療が進んだ時点で「この人の本当の問題はパーソナリティー障害にある」と医師も気づくことになる。が、だからといって「あなたはパーソナリティー障害のようですね。そうなりますと精神科医療とは反りが合わないことになりますので、治療契約は破棄とさせていただきます」なんて宣言するわけにはいかない。多くの精神科医はそのまま成り行きに流されつつ、パーソナリティーの問題に関して無力感や徒労感、不条理感などを覚えざるを得ない。いっぽう患者サイドも、精神科医なんてヤブばかりだ、と不満を抱くことになる。そしてネットには精神科医の悪口が溢れることになる。

では②はどうだろうか。パーソナリティー障害は先天的な要素、成育史や本人の置かれた環境、親の養育態度などが複雑に絡み合って出来上がったものと思われる。当人がパーソナリティー障害になりたくてなったわけではない。そのように捉えれば、当人はむしろ犠牲者であると見なすこともできよう。

だが少なくとも裁判においては、基本的にパーソナリティー障害は病人ではなく「健常者の一員」として扱われる。自己責任は一〇〇パーセントあるとされる。なるほど親を選んで生まれるわけにはいかないし、不幸な現実や理不尽な状況で育たなければならなかったのは同情に値するだろう。だから多少の情状酌量の余地はあるかもしれない。でも理性や判断力は相応に備わっているはずだ。自分なりに周囲を見回しつつ、自己の考え方や行動を調整し円滑な人間関係や生活態度を確立していくのは社会人としての務めではないのか。もちろん実際にはそれが難しいわけであるが、理念としては、自助努力が大人としての義務ということになる。

ついでに申し添えておくと、健常者であろうとパーソナリティー障害であろうと、酒に酔ったりドラッグで理性を失った挙げ句の犯罪が刑を減免されることはない。酒やドラッグを摂取することは「原因において自由な行為」とされ、つまり飲んだり吸ったり注射をしたりしなければ問題は起きなかったわけで、その因果関係は明白である。ならば、自己管理を怠ったことが責任を逃れる理由にはならないという解釈である。

境界性パーソナリティー障害

昔から、精神科ではさまざまなパーソナリティー障害の分類が行われてきた。世の中全体が芸能界のように、あるいは暴力団の社会のようになってしまったとしたら、現代においてパーソナリティー障害と見なされている人たちが「当たり前の人」となり、逆に、現代社会に馴染んでいた人たちの一部はパーソナリティー障害と分類され、また一部は適応障害や「うつ」を発症するだろう。世の中の変遷に伴って、パーソナリティー障害として衆目の一致するような人物像は異なってくるのである。

本章では、境界性パーソナリティー障害 Borderline Personality Disorder（しばしばＢＰＤ、ボーダー、ボーダーラインなどと略される。本書でも以下ＢＰＤと記載することにしたい）について解説をしていく。他にもいくつものパーソナリティー障害があるが、いわゆるトラブルメーカー（ことにクレーマー、モンスター・ペアレント、モンスター・ペイシェント、ストーカーなどの多くが該当するだろう）という点でＢＰＤは突出しているし、お騒がせ芸能人にも該当者がしばしばいる。また、自己愛性パーソナリティー障害や反社会性パーソナリティー障害と重複診断されることも多い。というわけで、ここではパーソナリティー障害代表としてＢＰＤについて述べる次第である。

なお、昭和から平成への変わり目前後までは、ＢＰＤは精神科の外来でも病棟でもハリケーンさながらの猛威を振るっていた。剥き出しの怒り、怒声、暴力、執拗かつ陰湿な攻撃などで精神医療従事者の中には現場を去ったり人生観が変わってしまう者さえいた。まさに取扱い注意案件といった印象で、わたしも散々にメンタルを傷つけられたり疲弊したものである。

しかし最近のＢＰＤは以前ほどの毒々しさ、パワーを見せつけてこない印象がある。患者数もやや減っている感触がある。それは世の中の変化に呼応しているからだろう。ＢＰＤは人との関わりに深刻な問題を抱えている。その病理性が、崩壊する家族のありよう（とくに母子関係）と連動して立ち上がっていた。ＢＰＤの人たちは他人との密接なつながりを望みつつも、それがあまりにも一方的だったり過剰だったり非現実的なために周囲を辟易《へきえき》させたり自身が袋小路に追い込まれることになるのであった。しかも衝動性が強いために事態が穏便に済まない傾向があって、それゆえに厄介な人といった位置づけをされがちとなる。考えようによってはきわめて人間臭く、わたしたちの心の一部をカリカチュアライズさせたようなところすらある。

精神科医の立場から申せば、誤解を招く表現かもしれないけれど、今やＢＰＤは「旬を過ぎた病理」といった印象がある。現代においてはむしろ人との関わりを望まず（あるいはそんなことを諦め）、ある意味ではきわめて超然と論理的に、従来の価値観に惑わされず、ゲームに代表される刹那的快感および情報を糧に生きていく「身も蓋もない人たち」への関心が精神医学のトレンドとなっている。具体的に申せば、自閉スペクトラム障害（ＡＳＤ）やそれに類似の心性、たとえば精神科医の岡田尊司《たかし》が『ネオサピエンス』（文藝春秋二〇一九）で活写した回避型愛着スタイルに近い人たちであるが、このあたりはまだ論議の余地がありそうだ。
とはいうものの、わたしは保健所や医療施設でのケース検討会に参加したり助言を求められることが多いのだけれど、精神科領域以外ではやはりＢＰＤに絡むトラブルや困り事が圧倒的に多い。どうこう言っても人と人とのつながりと無縁に生きていくことはできないわけだし、承認欲求や自己肯定への渇望、『嫌われる勇気』といった類の本がベストセラーになるのを見ても、やはりＢＰＤへの理解は、わたしたちが安寧に生活を送っていくうえで重要なことと思われるのである。

本質は何なのか

境界性パーソナリティー障害という名称を聞くと、いったい何と何との境界なのだろうかと疑問に思う人が多い。正常と異常との境界ってことだろうか、などと考えたりもするようである。

かつてＢＰＤは、神経症に属すると考えられていた。実際、不安や焦燥、抑うつ気分、不眠、ヒステリー的な症状（のみ）が訴えられがちだからである（実際には、対人関係を中心に生きづらさそのものが問題となっているのだが）。けれども心理テストを詳しく施行してみると、神経症よりももっとディープな、精神病レベルの病理がちらほらと垣間見える。そこで、神経症と統合失調症との境目あたりに相当するのではないかとの考えから「境界例」といった呼称が生じた。やがて知見が重ねられ、属するジャンルがパーソナリティー障害へと移動させられたが、歴史的な意味合いから「境界」という語が残され、境界性パーソナリティー障害（BPD）と呼ばれるに至ったのである。正常と異常との境界といった理解も、症状からは「当たらずとも遠からず」といったところではある。

では、BPDの本質とはどのようなものなのだろうか。

〈空虚感〉と〈衝動性〉、この二つと捉えるべきだろう。前者は親子関係や成育史、愛着といったものとの関連が深い。また後者は生物学的な要素が強いようである。既にBPDの治療は現実的にはかなり困難であると述べたが、もし治療関係が上手く成立したとしたら、理念的には、〈空虚感〉に対しては精神療法的な対応、〈衝動性〉には薬物療法が中心となるはずである。

BPDの人たちは、とにかくとんでもなく大きな空虚感を抱え込んでいる。もちろんそんな空虚感は外からは見えないけれど、間違いなく彼らの思考や振る舞いに絶大な影響をもたらしている。そうした状況を列挙してみよう。

●空虚感があまりにも大きいがために、どうも彼らには現実感が希薄となりがちのようである。現実に対するリアリティーが乏しく、それゆえにしばしば彼らの態度は生彩を欠き、無気力だったり投げやりに見える。でも物事が思い通りにならなかったり、著しいストレス状況になると、いきなり衝動性が目覚める。突然キレたり攻撃的となったりと毒々しい態度を露《あら》わにし、ときには鉾先が自身に向かって自己破壊的行動（自傷行為や自殺未遂など）へと至る。彼らはドラマチックな言動を好みがちで、また服装なども派手であったり突飛であったり、どこか原色めいた「やり過ぎ」「過激」を好むが、それもまた現実感の希薄さに対する彼らなりの抗いなのであろう。

●空虚感は、つまり胸にぽっかりと開いた穴のようなものである。当然、その穴を埋めたくなる。でも、どんなに努力しても埋まるような穴ではない。そうした経緯から、彼らは「ほどほど」「そこそこ」といった妥協ができなくなる（衝動性といった要素も絡んでいるだろうが）。限度知らずとなったり、ブレーキが利かなくなったり、けじめがつかなくなる。いったんスイッチが入ると、もはや手がつけられなくなるのだ。まさに過激な怒りや興奮を示す。また、たとえば依存症にはいろいろな定義があるが、常識の範囲内で切り上げることができない人たちといった捉え方もできよう。事実、アルコールや薬物依存、セックス依存、さらには摂食障害などを併発するＢＰＤは珍しくない。

●現実感の希薄さは、だからこそ見当外れな深読みだとか邪推、妄想的思考につながりやすい。解離も呈しやすい。さらに、彼らの世界観も些細なエピソードによって容易に変化してしまう。

たとえばお気に入りのカフェがあって、そこは自分にとって唯一の気が休まる場所だなどとさかんに褒めそやしていた。ところがある日、オーダーしたメニューを間違えられた。たんに店員のミスに過ぎないのに、あのカフェはわたしに悪感情を持ち追い出そうとしているなどと勘繰り、それは直ちに怒りや恨みに変貌し、「食べログ」に最低の評価を投稿したりネットで店の悪口を拡散し、そのくせまたオーダーを（店員の悪意によってわざと）間違えるかどうか確認するために足繁くそのカフェに通う。未練があるのかないのか判然としない態度を取りつつ、自分は被害者であり意地悪な世界を生きていかねばならないと嘆いている。勝手に独り相撲を取って怒ったり悄気《しょげ》たりしているようにしか見えない。

●空虚感は、不安定で頼りない気分、よるべなさに通じる。それゆえに彼らは、よるべない自分を全面的に受け入れ、受け止めてくれる相手を求めたがる。だがその要求は、相手に「常にわたしのことを気に掛けろ」「何よりもわたしを優先させろ」「わたしがいちばん大切であると、いつも証明してみせろ」といった過剰な要求にエスカレートする。さすがに相手もそこまでは付き合いきれず、あるいはうんざりする。すると即座に「わたしは見捨てられた！」と逆上し、ときには逆恨みの言動に走る。そういったところは、さきほどの「お気に入りのカフェ」のエピソードと変わらない。こうした相手への理想化と価値下げが目立つ。ことに芸能界には、結婚と離婚とを何度も何度も繰り返し、しかもいかにも安っぽくて甘言のみが上手そうな相手ばかりという俳優や歌手がいるが、そうした姿からはBPD的な心性を連想せずにはいられない。

●よるべなさは、慢性的な不安感のみならず、感情の不安定さをもたらす。うつ的になったり、躁的（全能感や尊大さに満ちた精神状態）になったり、感情がめまぐるしく変化することも少なくない。そのため、うつ病や双極性障害と間違われることも稀ではない。

●空虚感は現実感の希薄さを招来すると述べたが、それは「当たり前」という感覚の乏しさにもつながってくる。「当たり前」という感覚は世の中に対する馴染みの感覚や親密感、世間に対する無条件の信頼感とペアになっているはずだが、彼らはそうしたものとの縁が薄い。おまけに自己愛をこじらせ、世間からずれたり顰蹙《ひんしゅく》を買うようなところに美学を見出したりしがちなのである。そうなると、調子が良いときは「自分はユニーク」「自分は選ばれし存在である」などと過剰な自己肯定をするものの、ちょっとしたことで「自分は無能の極みだ」「人並みの生活すら送れない」と自己嫌悪に陥る。「ちょうどいい」「ほどほど」が分からないのである。そのあたりが感情の不安定さとリンクしがちである。

と、周囲から見ればまことに面倒な存在であったり地雷めいた存在（世間一般の感覚では予想もつかないところが信管になっていて、そこをうっかり踏むと感情を爆発させたり逆上する）であったりする。でも、そういった不安定でトンがった存在ゆえに魅力的に見えたりすることもある。思春期は、多かれ少なかれ右に述べたようなBPD的心性を帯びるものであり、そのような意味では何だか懐かしいような、心の奥を揺さぶってくる人物だなあとBPD氏に惹かれてしまう者もいるようだ。

彼らと付き合うときに留意すべきこと

好むと好まざるとにかかわらず、BPDそのもの、さもなければBPD的な精神傾向を持った人と付き合う場面は出てくるだろう。そんな場合に留意すべきことを（読者諸氏が平穏無事な人生を送れることを願って）書き連ねておこう。

（1）彼らは〈見捨てられ不安〉というものに強く囚われている。前節で、BPDはすぐに「見捨てられた！」と思い込んで激昂《げっこう》しがちと述べた。その「見捨てられた」と感じる根拠が、予想の斜め上だったり意外過ぎることが多々あるのだ。

たとえば会社員のA子が、まさにBPD的心性の人だったとしよう。彼女はいつも同僚のB子に声を掛け、連れ立って社員食堂で昼食を摂っていた。ときにはC子やD子も一緒になるが、基本的にはA子とB子のコンビで昼食に行く（一緒に昼食へ行くどころか、A子はしばしばB子の真似をしたがった。ヘアスタイルとか、服装やバッグ等々。プライベートにも侵入してきそうだったので、賢明にも、B子は無意識のうちに会社の外では距離を置いていた）。

さてある日、例の如くA子がB子を昼食に誘った。しかしB子は急ぎの仕事を上司から頼まれていて、とりあえずそちらを済まさなければならない。そこで「ごめん、今日は仕事を仕上げなくちゃならないので、パス」と食事を断った。机の上にはやりかけの仕事が広げられていたから、それを見ればA子も事情を理解してくれるだろうと考えつつ断った。

事情がどうしたということよりも、B子に断られたこと自体にA子は「わだかまり」を覚えたようであった。その日は、露骨にB子を無視するような態度をA子は示した（でも翌日には機嫌を直していた）。しかし翌々日には、まったくの偶然ではあるが、B子は体調不良になった。たぶん風邪を引いたのだろう。熱は出ていなかったし咳もなかったが、とにかく全身がだるくて違和感がある。吐き気がして、足の関節が痛い。食欲なんかまるで生じない。早退を考えたくらいである。というわけで、この日もB子はA子の誘いを断った。顔色もちょっと悪かったから、体調不良であるのをA子は当然察してくれるだろうとB子は思った。実際、A子は「あら、お大事にね」と言ったのである。

でもA子の胸の内は不安と怒りとが充満していた。B子は自分を避けている。一昨日と今日と、二回にわたって言葉巧みにわたしを避けた。許せない。B子はわたしの誠意を弄《もてあそ》んだうえに奈落の底へと突き落としたのだ。見捨てたのだ。こうしてA子は、以後、B子を無視するどころかチャンスさえあれば意地悪をしてやろうと心に誓った。A子の理屈としては、それは「B子の自業自得」ということになる。それがA子にとっての正義なのだった。

別な日。夕方にA子は会社でエレベータに乗ろうとした。タイミングが悪いことに、扉の開いたエレベータはほぼ満員であった。でも彼女が乗れそうなスペースはあったので、A子は一歩踏み出した。すると重量超過のブザーが鳴った（ちなみに、A子はむしろスリムなほうである）。奥のほうから、少々笑いを含んだ声で「あ〜残念」と誰かが言った。エレベータに乗っていた人たちのほぼ全員が多かれ少なかれ苦笑していた。A子は一歩後退し、扉は閉まり、エレベータは彼女を置き去りにして別のフロアに移動していった。ありがちな話である。

A子だって、このエピソードをありがちな話と受け取ることもある。でもその日は違った。自分は世界から拒絶されている（！）と感じたのだった。どうしてそんな大袈裟な結論が出てくるのか。もともとA子は自分が直感に優れていると信じていた。ささいな兆候から本質を見抜くようなところがある、と。相手の視線の動きを見るだけでその人物の心の闇を看破するような敏感さがある、と。実際にはその多くが思い過ごしや一方的な決めつけに過ぎなかったが、自分では一を聞いて十を知るどころか千を知るようなところがあると任じていた。そのあたりが裏目に出たのかもしれない。B子との件に加え、今度のエレベータの件で、自分は世界から完全に見捨てられたと判明した。そのように実感した。

すっかり気分はうつ状態となり、無気力となった。翌日から会社は無断欠勤し、一カ月後には結局退職という事態になってしまった。が、その時点において彼女はいきなりTwitterで、会社にはパワハラやイジメが横行していると告発した。捏造に近いエピソードまで挙げて会社の悪口をSNSに広めた（もちろん会社名を曝《さら》して）。あまりの飛躍ぶりだが、A子はいわばジャンヌ・ダルク気取りでエネルギッシュに（それまでの「うつ」や無気力が信じられない程である）、告発に全身全霊を打ち込み始めたのだった。

周囲の者としては、A子の言動には当惑するしかない。でも彼女としてはきちんと一貫性があるつもりだし、それどころか正義を行動原理としているつもりなのである。しかし実際には邪推と飛躍した思考、さらには被害者意識と恨みで凝り固まっている。弁解や説得は、A子にはほぼ通じないだろう。彼女の立場になってみれば、世の中は「油断も隙もない」荒みきった世界なのであろう。そういった点では気の毒なのであるが。

（2）BPDの行動特性のひとつには、〈相手を試す〉というのもある。さきほどの〈見捨てられ不安〉とも関連するが、たとえばA子は会社員のときに、女子会だとかパーティー、宴会の類をしばしば「ドタキャン」した。その理由は怪我や捻挫《ねんざ》、急な発熱、実家の親が交通事故で入院などさまざまで、あとで出席者全員に謝りのメールを寄越す。到底そんな精神的余裕などないはずなのに、びっくりするくらい長文の謝罪メールなのである。

何となくA子の理由は嘘臭い。同情を買いたいのだろうかと多くの人は思っているようだがそれは違う。メールでどんな返信が来るのか、後日、会社で会ったときに皆がどんな反応を示すのか、それを見定めることによって自分はどれくらい大切に思われているかを知りたいからなのである。そして素っ気ない態度を取った者はA子に「敵」と認定されるのだった。

彼女は「ドタキャン」以外でも、わざとトラブルに陥ったり窮地に立ってみせることで自分の価値、自分の人気を知ろうとした。つまり、他人の本心を見破る能力があるなどと自任しているくせに、自分が嫌われたり見捨てられそうか否かが分からず、そのためにわざわざ一芝居打って確認せずにはいられないといった性癖を身に付けている。そうやって他人を試そうとする。

ＢＰＤの一部にはリストカット常習者がいる。多くは女性だが、彼女らは心の痛みを身体の痛みに置き換えて苦境を乗り切るといったメカニズムを実践している側面があるけれど、血を流すというドラマチックな光景を通して、周囲が自分をかけがえのない存在と思ってくれているのかどうかを試している——そんな側面も見逃せないのである。

他人や世の中を無条件に信頼できず、狂言めいたことをしてまで「真実」を確かめようとする姿は、痛々しくもある。が、周囲としては、正直なところ鬱陶《うっとう》しいし厄介である。ときには勝手に憎まれたり敵と見なされてしまうのだから、迷惑この上ない。

（3）彼らは、〈他人を操作する〉といったことをしたがる。そのことによって、何らかの世俗的な利益を得ようというわけではない。他人を操ることで一種の全能感を覚え、さきほどから述べている〈空虚感〉を埋め合わせ、現実感の希薄さや〈見捨てられ不安〉の解消を図りたいのであろう。

学校であろうと職場であろうと、趣味仲間のグループであろうとボランティア等のグループであろうと、さらには近所付き合いであろうと、人間の集団は多かれ少なかれセクトに分かれがちである。場合によっては、セクト同士で反目し合っていることすら珍しくはない。そうした状況において、それぞれのセクトに「向こうの人たちはこんなことを言っていましたよ」的な情報を流し、反目をますます煽る。一種の愉快犯的な行動であるが、これを面白がるというよりは、自らの心を安定させる手段としているのである。

一対一の関係においても、相手を操作するために精神的距離をいきなり詰めてくることがしばしばある。その前提としてやたらとお世辞を言ったり、思わせぶりなことをさかんに口にしたり、子ども時代に虐待を受けた（本当かどうかはともかくとして）等のデリケートな告白をまだ関係性が深まっていないうちに語る。一種の餌であり、いささか性急に親密となることで、巧妙に相手をコントロールしようとする。操作される側も、ことに異性でセックスが絡んでいたりするとその過剰な親密さを当初は喜ぶものの、やがてBPD側の独占欲が露骨となり、鬱陶しいどころか遂には相手の空虚感に飲み込まれそうな危機に至る。ストーカーの被害者と大差のない立場に追い込まれるのである。

これら(1)~(3)については、「そもそもBPDはそうした振る舞いをしがちなのである」という知識を頭にインプットしておくしかない。そうやってトラブルを回避する。そのあたりに(経験を通して)もっとも詳しいのは、おそらく一流のホストないしホステスたちだろう。

空虚感の由来

BPDの人たちが抱いている「とんでもなく大きな空虚感」は、いったいどこに由来しているのだろうか。

乳児期の母子関係がかなり影響を及ぼしていることは間違いない(もちろん育休を取る男性が最近は増えたり、母乳で育てないケースもあるにせよ、現状においてはやはり密接に関わるのは母であることが多いので、あえて母子関係と述べているわけであるが）。

当たり前の話だけれど、赤ん坊は喋れない。言葉を用いて意思表示をすることができない。唯一、赤ん坊にできるのは「泣く」ことだけである。空腹であれば泣く。オムツが濡れて気持ちが悪かったら泣く。体の調子が悪かったり痛かったりすれば泣く。とにかく泣くことしかできない。でもそれで十分なのである。母親は、我が子が泣いたり「ぐずったり」すれば、とりあえずミルクを与えてみる。それでも泣きやまなければオムツをチェックする。それでも泣いているので、あらためてよく見たら顔色がオカシイ。そうしたら慌てて小児科へ連れていく。――そんな程度の大雑把さで十分である。重要なのは、多少の手際は悪くても、とにかく赤ん坊が泣くことにきちんと反応し向き合ってあげることである。赤ん坊の泣き声を聴き分けるなんて高等技術なんか不要である（驚いたことに、近頃は泣き声を聴き分けるためのスマホ用アプリがあるらしい。そんな小賢しいものをインストールする前に、試行錯誤で構わないから対応してあげろと言いたくなる）。

母親が速やかに対応を試みることによって、赤ん坊のほうはどのように感じるだろうか。もちろん言葉であれこれ思うわけではあるまいが、結局のところ「自分が困ったときは、とにかく泣きさえすればお母さんが何とかしてくれるんだなあ。安心、安心」と実感するわけだろう。この安心感こそが重要なのである。それは「まあどうにかなるさ」という楽天性、おおらかさ、精神的余裕、周囲に対する無条件の信頼感といったものにつながる。わたしたちは何をするときにも、幾分かの楽天性や能天気さが必要なはずである。「頑張れば、きっと上手くいくだろう」「今は誰も認めてくれなくても、いつしか努力や誠実さは認められるものさ」そんな気持ちがどこかになければ、人は努力する動機づけすら持てないのである。いわば「実直さを裏づけるパワー」「希望を持つ力」の基礎部分が、乳児期の母子関係によって育まれる。そこに加えてやがて成功体験が重なれば、人は自分の能力を発揮しやすくなる。

ところが世間には、結果的に「子どもをネグレクト（無視・放置）する母」というケースが存在する。つまり母親の心がひどく偏っていたり、まったく安定を欠いていたり、子にひどく無関心だったりする場合である。そうするとどうなるか。子がいくら泣いても構ってもらえない。これは子どもにとって恐怖そのものだろう。なにしろ生死に関わりかねないのだから。「自分が困ったときは、とにかく泣きさえすればお母さんが何とかしてくれるとは……限らない。ああ、こんなことじゃどうなってしまうのか見当もつかないよ！」――これは相当にシビアである。そしてこういった不安と無力感とを何度も何度も痛感させられれば、いつしか子どもの心には大きな空虚感が居座ってしまう。

もちろん乳児期の母親の態度だけですべてが決まってしまうわけではなかろう。だが乳児期においてネグレクトに準ずることをしでかしてしまう母は、いずれ子の成育途上で挽回のチャンスが訪れてもことごとくそれを見逃してしまう公算が大きい。また父親に非はないかといえば当然そんなはずはない。そもそも母親をさまざまな面からバックアップし、また状況をきちんと見据えたり関与していれば「見逃し」は防げるだろう。だが子育ての領域においては無関心どころかマイナス方向に働き掛けてしまう父親は稀ではない。

さらに申せば、母親がBPDである場合、その精神的不安定さが結果的にネグレクトに近い振る舞いを招来してしまう可能性がある。そのあたりは当人がよほど自覚的にならない限り、BPDが世代伝搬するといった結果を生みかねない。二〇一九年に山田詠美が『つみびと』（中央公論新社）という長篇小説を出しており、そこではBPDの成り立ちや心の内景、世代伝搬などがまことにリアルに描き出されている。ここまで生々しく描き切った作品は珍しい。

なお、最近では愛着障害（反応性愛着障害）といった言葉を耳にする機会があるかもしれない。幼い頃に養育者が近接的・交流的な反応を適切に示してあげないと、ことに対人関係において子どもはやがて「生きづらさ」を抱え込んでしまう、といった話で、それはほぼBPDの成立と重なる論である。

クレーマーについて

いわゆるクレーマーは、多かれ少なかれBPD的な心性を持っていると考えたほうが理解しやすくなる。対策も立てやすくなる。

なぜクレーマーたちは、あれほど執拗かつ激しく憤るのだろうか。それはさきほど述べた〈見捨てられ不安〉に基づいているからである。彼らはクレームの原因（であるはずの）些細な不満や失望を、それ「だけ」のこととは捉えない。あくまでも氷山の一角であり、その全体像は、相手が自分を軽視したり小馬鹿にしたり見くびっている心のありようそのものだと捉える。クレームを受ける側は、ちょっとした手違いやミスに過ぎないと思っていることが、クレーマー側としては「お前のナメた考え方や生き方そのもの」がいわば象徴としてここに現出しているのだと解釈している。だから仕事を辞めろだの土下座しろ、死ねなどと騒ぐ（つまり相手を全否定せずにはいられない）。そして自分に対して「ナメた考え方や生き方」を平然と露出してみせたのは、オレがどうでもいい存在、取るに足らない人物と判断して「切り捨てた」「見捨てた」からだと考える。

クレーマーたちは、自分があっさりと見捨てられたと実感し、それがために逆上しているのである。だから言い訳なんかしても、お前は腹の中では舌を出しているに違いないと邪推してなおさら怒りを募らせる。声は大きくなり、それに煽られてますます憤怒はエスカレートする。

クレームを受ける側は、相手の〈見捨てられ不安〉を鎮めなければ円満な解決に辿り着けないのである。どうすればいいだろうか。

とにかく、まずは向こうの話をきちんと聴く。つまりそこで相手を「まっとうな」人間と認め相応の敬意を払っていることを示す（本当はクレーマーがまっとうなはずなどないわけだが）。ぺこぺこしたり遜《へりくだ》り過ぎると、演技だけで心がこもっていないと見なされて逆効果になる。確認のための質問はあったほうが、「聴いていているふりをしているだけ」と思われずに済むだろう。『精神疾患をもつ人を、病院でない所で支援するときにまず読む本』（医学書院二〇一九）という長いタイトルの本を書いた精神科認定看護師の小瀬古伸幸氏と会ったときに、クレーマーには「イエス」と返答する内容の質問をいくつか投げかけると、肯定の返事の重なりが相手のマイナス感情を鎮めると教えてもらった。相手の気持ちを察しつつ、それを質問の形にすれば答えは必ず「そうだ」「その通りだ」となるわけで、それは自分を分かってもらえている、見捨てられてはいない、といった感覚につながるという理屈である。「そこであなたは、驚くというよりも呆れてしまったのですね」「あまりの情けなさに、このまま見過ごすわけにはいかないと思われたわけですね」といった具合に尋ねるわけである。

対応の姿勢としては、「できることとできないことを明確にする」といったことが重要となる。クレーマーは、事実と感情とを混同する。こちらとしては、無理なものは無理なんだからとそれなりに丁寧な口調で断っても、そこで彼らは話を感情の文脈へ移し換えてしまう。オレの風体がショボくれていたので差別したんだろう、とかワタシが気にくわなかったからでしょ、などと感情レベルの理由を勝手に想定して、「だから見捨てたのだ」と立腹する。つまり僻《ひが》んでいる。拗ねている。だからこちらとしては、なぜ無理なのか、できないのかをきちんと説明し、決して感情（蔑《さげす》み、差別、嘲り、軽視）に基づいてはいないことを分かってもらう必要がある。とはいうものの、クレーマーはそこで「ああ、なるほど。オレの思い過ごしだったようだ。済まなかったな」なんて言うわけがない。意地でも理解を拒むだろうが、それでも手続きの一環として丁寧かつ真摯に説明すべきだろう。そうしなければ彼らの被害者意識はますます増大する。

テクニックのひとつを紹介しておこう。〈見捨てられ不安〉の対極にあるのは、自分だけが特別扱いされることである。それが実現すれば不安は遠のきご満悦となる。だがこちらとしてはクレーマーを特別扱いして正当化させたり要求を飲むわけにはいかない。ゴネ得をさせるわけにはいかない。そこで彼らに対しては「プチ特別扱い」ないしは「特別扱いのフリ」をするのである。具体的には、あたかもこちらの手の内を「あなたにだけ」そっと明かすように振る舞う。

「あなたにだけはそっとお教えするんですけど、実はウチの店の内情はこんなふうになっていまして……。ですから、わたしの一存でどうにかなるんでしたら、多少のズルをしてでもご希望に添いたいんですが、それが無理なんですよねえ。悔しいですよ、まったく」

こんな調子で、結局は断ったり拒否するわけだが、そのプロセスにおいて相手を特別扱いしている〈普通の相手には、いちいち内情や実情、手の内なんかは明かさないのだから〉。内情や実情、手の内をすべて明かす必要はないし、馬鹿正直になる必要もない。が、形としてはとりあえず相手を特別扱いしている。そこが重要なのだ。

結局、クレーマーは断られたり拒否されることで「見捨てられた」と逆上する。だからプチ特別扱いで〈見捨てられ不安〉を癒すのも効果的だし、「一緒に困ってみる」という姿勢も重要だ。「あー、なるほどそのように希望されているわけですね。なるほど。しかしそれって、ちょっと難しいんですよ。うーん、困ったなあ」と一緒に悩む。そして、せめて「次善の策」を提示する。家電量販店だったら、これ以上はディスカウントできないがせめてわたしの判断でこれをオマケに付けさせていただきます、みたいな調子で。そうすると、要求が一〇〇パーセント通らなくても、見捨てられてはいないと実感して攻撃がやむことが多い。

第四章　神経症は気の迷い？

玄関で全裸

年齢から計算して、おそらく当人は既に天寿を全うしていると思われるが、念のためにプライバシーを特定されない形で書くことにする。

Rさんは保健婦（当時の名称）であった。保健婦は保健所のみに勤務しているわけではない。というわけで、当時、わたしが働いていた精神疾患関連のセンターで彼女とは同僚であった。そのセンターでは統合失調症の慢性期患者のデイケアに力を入れていて、Rさんもデイケアを担当していた。まことに熱心で、まさに親身になって世話をするといった印象であった。

彼女は未婚で独り暮らしをしており、既に六〇に近い歳であった。だからそんな境遇を埋め合わせたくなるような心理が働いて、ことに若い患者には自分の子どもだか孫みたいな感情が生じていたのかもしれない。彼らに対して、人情話レベルの思い入れが強過ぎるのである。そういった点では、わたしから見るとRさんは客観性を欠くというか精神医療のプロフェッショナルとは言い難い側面が目立った。彼女なりに誠実であったことは確かだけれど。

さて一九七〇年代には、精神医療の分野では「反精神医学」運動が吹き荒れていた。反精神医学とは、「精神病などというものは存在しない！　それは特定の人々に社会が貼ったレッテルでしかない」という視点を基盤にした反差別主義であり、学生運動などと連携して猛威を振るっていた。確かにその頃の精神科病院には治療の場というよりも収容所と称すべき施設が珍しくなかったし、精神疾患であることと差別を受けることとは表裏一体の関係にあった。精神を病んだ人と健常者との境界線の曖昧さを考えると、精神病患者という立場はレッテルの有無でしかないといった発想もそれなりに理解はできる。精神医療にはパターナリズム（Paternalism 家父長的温情主義）的なベクトルが目立っていたのも間違いなく、それゆえに精神科医のありようと反権力の姿勢とを意図的に対立させたがる風潮も蔓延していた。

わたしがそのセンターにいた頃は、もはや反精神医学は退潮していたものの、依然として精神医学は「悪」といった空気は一部に残っていた。そしてRさんもその空気に感化されていた。それゆえに精神科医の言うことなど基本的に信用しないといった構えがあった。それでは同じ職場でコミュニケーションが成立しなくなる。ぎすぎすとした、まことに不愉快な時代であった。

本来的には、Rさんは「気のいいおばさん」であったと思う。だが彼女なりの（切実だが視野の狭い）使命感と、人生における欠落感や虚無感に近いものとが融合して、精神医療は敵であるといった分かりやすい構図にのめり込んでいったのだと思われる。それに、同じ思想の人たちとは妙に熱く連帯を図れるので、寂しさに近い感情も払拭できたのだろう。会議では、理屈にならない理屈をこねて「患者さんのために」と依怙地《いこじ》な態度を示す。まるで精神科医の本心はサディストかつ管理主義者であると決めつけているような口調で熱く持論を語るので、こちら（彼女から見れば体制側）としてはむしろ苦笑が浮かぶことすらあった。

だがRさんは、妙なところで案外弱気な側面を垣間見せる。数日前にふとバーゲンセールで買った花柄のワンピースについて、自分にはいささか派手過ぎたしいい気になって散財をしてしまったとくよくよ悩み、結局店を再訪して頭を下げ返品したというエピソードを耳にして、いかにも彼女らしいなあと思ったものである。「敵」には攻撃的なところを見せようとも、根底にはどこか罪悪感に搦《から》め捕られがちな弱々しい心性があって、独りになると容易にそれに左右されてしまいかねない人なんだなあ、と。

Rさんについては、なぜか個人的なエピソードがしばしば耳に届くのであった。こちらが詮索しているわけではないのに、あちこちから聞かされる。彼女がおそらく「ここだけの話」として語ったであろうことがいろいろと漏れてくるので、Rさんの仲間なんてロクな奴等じゃないなと感じた記憶がある。

Rさんが強迫神経症気味であると知ったときにも、やっぱりねえと心秘かに頷かずにはいられなかった。職場ではそんな様子は見せないのだけれど、そもそも不潔恐怖に近いものがあるらしい。仕事を終えて自宅に帰ると、黴菌《ばいきん》やら埃やら汚いものが服に付着しているように思えてならない。このままでは、戸外にて取り憑かれた不潔なものを家の中＝聖域に持ち込んでしまう！　という次第で、彼女は玄関で衣類すべてを脱いで全裸になる。服は丁寧に埃を払い、場合によっては除菌剤を噴霧する。下着はそのまま洗濯機へ直行である。そうした面倒な儀式を執り行わずには家の中に足を踏み入れられないという。

本人にとってはシリアスそのものだろうが、玄関で全裸という光景は痛々しくも滑稽である。その落差が複雑な気持ちをもたらす。Rさんなりに「普通に」「真面目に」振る舞っているつもりでも、どこか自分にそぐわない無理な生き方をしているのが、こういった歪んだ形になって顕現しているのだろうなあと、神経症がもたらす残酷さに思いを巡らさずにはいられなかったものである。

神経症と人柄

神経症（ノイローゼ）には、いくつかの特徴がある。ただし症状そのものは実に多種多様で、このような症状だから神経症であるといった単純明快な図式は成り立たない。そこでひとまず特徴のほうを、三つにまとめて掲げてみよう。

①ああ、いかにもこの人らしい症状だなと、当人の人柄を偲ばせる症状である。
②症状には物語性がある。
③宗教やマジナイ、催眠術等で治せる可能性がある。

以上である。それぞれについて説明していこう。

まず①だが、さきほど述べたRさんと玄関で全裸になるといった強迫行為との組み合わせは、意外なようでいて実はどこかしら「なるほど」と納得がいく。少なくともわたしにとっては合点がいく。彼女ならそんなことがあっても、あながちおかしくはないだろう、と。

彼女は精神医療の領域において正式な職員の立場にはあったが、系統だった知識や最新の動向などには疎かった。今さらそうしたものを補おうにも、もはやどこから手をつけていいのか分からないし、気力もない。のみならず、そういった勉強不足な事態を他人に知られるのも嫌だ。恥ずかしい。そこで精神科や精神医療を敵視することで、自分を正当化しようとした。自分を守るためにあえて依怙地になったわけである。でもそんな生き方は疲れるに決まっている。自分を欺くのは心苦しいことである。せめて患者にウェットな思いを必要以上に寄せることで、ほんのりと自分も救われた気分になる。そうなると、やはり自分は正しいのだと思い直したくもなる。

とはいうものの、職場から遠ざかると無力感や孤独感がじわじわと気持ちの底に広がってくる。定年退職も近い。寄る辺なさを感じるけれども、それを反精神医学的な怒りに転化させなければ心は折れてしまう。結局、自分を誤魔化しながら生きているという自覚は（認めたくはないが）ある。それが慢性的な罪悪感となって心の奥に居座り、だから気まぐれに花柄のワンピースを買っても、「自分にご褒美」とはならずに「調子に乗り過ぎた」と悔やむ気持ちばかりが胸の中に広がる。

どうしてこんな状況になってしまったのだろう。そう考えると、Rさんには理不尽な目に遭ったという思いばかりが募ってくる。無性に腹が立ってくる。世の中は欺瞞や残酷さや得体の知れない事象ばかりが大手を振ってまかり通っているじゃないか。世間は腐り、汚れている。だからそんなおぞましいものの断片を自分の居住エリアには持ち込みたくない、絶対に。なるほど玄関で全裸になるなんて馬鹿げているが、そうした儀式を行って自分を「身も心も」清めなければ、たちまち自分は自分を見失ってしまうだろう。水際作戦を実行するしかないではないか。Rさんの心理には、まあそれに類した構図が構築されていたのではあるまいか。

——と、こんなことを書くと読者からは、それはお前の邪推ないしは妄想だろうとツッコミを入れられそうだ。そう、ただの想像であり、憶測である。でも多くの患者を診てきた経験から、たぶん「当たらずとも遠からず」だと思う。彼女に対するわたしの個人的かつネガティブなバイアスも可能な限り加えていないつもりだ。いずれにせよRさんの人柄、つまり自信のなさと寄る辺なさ、罪悪感や（言い訳がましい）正義感や被害者意識などの怒りに近い成分、ささやかな理想主義と無力感などが複雑に織り込まれた総体が、強迫行為の基盤に横たわっていることには賛同していただけるのではあるまいか。それは良い／悪いといった価値判断とはまったく別の文脈にある。

というわけで、神経症においてはそれを生じさせがちな性格傾向（人柄）がまぎれもなく存在し、ある程度人間観察に習熟していれば、それらはおおむね見当がつくだろう。いくつか例を挙げてみよう。たとえば、

●神経質な性格：体質性神経衰弱とか無力性格などと呼ばれたこともある。余計なところに気を回し、敏感過ぎて疲れやすく、ごく普通に生活していても疲労感が半端でない（まるで、近頃話題にされがちな「繊細さん」のようだ）。そのくせ案外鈍感（無神経）な側面もあったり、恨みがましかったり、自分の健康に固執しがち。

●見栄っぱりで、未熟で勝ち気な性格：自分を必要以上に良く見せたがり、虚栄心が強い。幼稚で自己中心的、ドラマチックなことが好きで「あざとい」。暗示にかかりやすく、短絡的。正攻法の努力よりもコツだとか裏技めいたことに関心を寄せがち。勝ち気に見えても実は不安が強い。ヒステリー性格などとも呼ばれる。

●自信が乏しいものの、それを押し隠して振る舞う性格：自分に自信を持てないまま不本意な人生を送り、常に不全感に苛まれる。その反動として理想主義的態度に走りがちで、また形式や手順にこだわることで「ためらい」を取り除こうとしがち。しばしば攻撃性を抑圧している。

既に述べたRさんが相当する。強迫性格とも呼ばれる。

●くよくよする性格：常に物事をネガティブに捉え、悔やんだり気落ちしたり人生そのものを否定したくなったりする。自分の殻に閉じこもって項垂れる「悲哀型」、不平不満や妬《ねた》み・嫉《そね》みに発展する「不機嫌型」、何かに固執することで暗い気分を忘れようとする「執着型」などがあるが、総じて抑うつ性格とまとめられることが多い。

もちろんこの四つがすべてではない。妄想的で猜疑《さいぎ》心に満ちた性格とか、思い込みが強いとか、自暴自棄になりがちであるとか、さまざまなタイプが想定されよう。さらに、実際にはいくつかの要素が重なり合っている場合が多い。いずれにせよこれらの性格傾向が、神経症発症の準備状態として機能していることをここでは指摘しておきたいわけである。

物語性ということ

たとえば統合失調症の人を診ていると、どこか数奇な運命の犠牲者といった印象を覚えることが多い。この人がこの病気になったのも無理からぬことだと思うよりは、不条理な罠に嵌った不運な人と思いたくなる。神様は残酷だなあ、と。それに比べれば、神経症の患者は彼らの性格や体験に鑑みて「なるべくしてなった」という感想を持ちたくなる。そこをここでは物語性と呼ぶことにする。精神分析派は神経症の説明を試みるときに象徴といった言葉を好むようだが、それもまた物語性を念頭に置いているからだろう。

一九六八年に保健同人社から「家庭の医学百科シリーズ」の一冊として刊行された『厚生省推薦／ノイローゼと心の健康百科』という本がある。〈厚生省推薦〉という文字がやたらと大きく表紙に印刷されている（当時は厚生省と労働省とは別の組織であった）。もはや半世紀以上も昔の書物だが、神経症の症例（おそらく太平洋戦争が終わって間もない時期の症例だろう）としてなかなか強烈なものが紹介されていたので引用してみよう。

〈症例　とつぜん曲ってしまった脚〉

ヒステリー　男　三六歳　会社員

患者さんには遺伝関係として姪に分裂病（引用者注・統合失調症の旧名）が認められる。父は卒中で、母は肺結核ですでに死亡した。兄弟六人中の五番めである。性格ははで、勝手、感傷的で、顕揚欲性格（引用者注・ヒステリー性格に同じ）である。某大学専門部中退で成績は良い。

患者が生れたころ、家は村一番の財産家であった。ところが十二歳のころ父が人にだまされてたいへん損をしたが、そのとき、その相手を殺そうとして、道に待伏せしたことがある。そのいっぽう母にたいして圧制的な父を、殺してしまいたいほどににくんだ。

専門部中退後、ある自動車会社に勤め、のち応召して某地に出征した。戦地で一人の男と一騎打ちをして、恐ろしい思いをしたことがあった。

だが、それよりも心にのこる傷手は戦地で老婆を殺して穴に落したとき、老婆の両脚をまげ、うらめしげに患者を見た目が、いつまでも恐怖をさそうことで、その後これでたびたび夢にうなされた。

帰還後、もとの会社に勤め、組合幹部となった、一昨年夏、そこをやめるとき退職金を多くもらい、それを人からなにかいわれないか、と気にしているうちに足がしびれるようになった。

そして昨年の一月、兄の家で飲酒したあとで、下駄がはけなくなり、その後、便所に入ったときから、足がまがって立たなくなった。

その後、某病院に一年間入院し、のちに大学の整形外科でけん引療法をしたが、無効で、本年神経科へ入院した。なお罹病後、離婚話がでて、家庭裁判所で調停中である。

(中略)

後にこの脚の拘攣（引用者注・ひきつって動かない）は、老婆が脚をまげて穴に落ちたときの姿勢を、再現していることを（引用者注・主治医が）つげて、精神療法をするうちにしだいに軽快し、とちゅうでほかの患者との問題で、いちじ悪くなったが、約一か月ののちに全治退院した。

淡々と記述されているが、戦地で民間人の老婆を殺して埋めた、などと「しれっと」書かれているのでうろたえさせられる。そういったものが通用する空気が一九六八年にはまだ残っていたわけであり、つげ義春の『ねじ式』や映画『2001年宇宙の旅』、ローリング・ストーンズの『ベガーズ・バンケット』が発表された年であったとはいささか信じ難い気分にさせられる。

人を殺しているのに平然と以前の職場に戻って組合幹部に納まったり、釈然としない患者である。まあ後ろめたい気持ちはあるのだろうし、だから贖罪《しょくざい》として自分の足が曲がってしまったというわけではある。足が曲がっていれば、それが免罪符になる。本文には、「両脚が引きつってまがった奇妙な格好は、虚栄的な人には耐えられないはずですが、患者さんは平気で病室の廊下をどこまでも、その脚で歩いて行きます。深刻な苦痛は訴えません」と追記されている。

症状に関しては以下のように説明されている。すなわち、「ヒステリーでは防衛機制によって、不安が身体症状に転換される、と説明されます（引用者注・身体症状ではなく精神症状が生じる場合もある。解離性障害など）。つまり、いっけん苦しそうに見える症状が、強い不安から患者さん自身を、救ってくれるわけです（中略）。／ことにその脚の形が、戦地で殺した老婆の脚の形の再現であるとすれば、それによって自己の罪ほろぼしをしたい、という気持ちが無意識のうちに、あるかもしれません。そうとすれば、これはなかなかなおりにくいわけです。」

退職金を多くもらった疚《やま》しさを契機に、心の奥に押し込めておいたはずの殺人の記憶が予想外の形で蘇り、それが「まがった脚」といった形に結実したわけである。とはいうものの、いくら何でも老婆殺しの罪は消えないわけで、いったい担当医はどのように患者の心に区切りをつけさせたのだろう。戦時下だから仕方がなかったんだよ、それにもう禊《みそ》ぎは果たしたじゃないか、などと猫なで声を出して正当化してあげたのだろうか（もしそうなら、そうした小手先の対応は正しいのだろうか？）。殺された老婆の呪いと言い換えても差し支えないケースであり、さすがにここまで露骨な症例はかえって珍しいが、まあこういったドラマが症状の陰には隠れている。

もっとも、たとえばさきほどから言及している保健婦のRさんにとって、強迫行為（玄関で衣服をすべて脱ぐ）が実際にスタートしたその決定的瞬間については、あれこれ説明はついたように見えても、最終的にはせいぜい魔が差して、とか「なぜか、ふと」としか語れないだろう。つまり物語性などというものの、やはりどこか飛躍した話ではある。

宗教やマジナイ、催眠術等で治せるかも、という点について

結局のところ、神経症はたとえ「こじつけ」の物語であっても、それで患者が納得すれば改善する。そのように心はできている。ただし、あんまりチープな物語では失笑されるだけだろう。高橋鐵《てつ》（一九〇七〜一九七二）というフロイト派の性心理学者がいて、いわゆる通俗精神分析で有名だったが、彼の著作『フロイド眼鏡』（宝文館一九五六。河出文庫にも収録されたが絶版）を読んでいたら、「ニュートンは、深く潜んだ母憧憬があったからこそ『母なる大地』に魅かれ、リンゴを自分自身と同一視して、その引力に牽《ひ》かれ行く法則を発見したともみなせるのである」と書いてあって、一瞬冗談かと思った。さすがにこのレベルの語りでは説得力に乏しいだろう。

だが、患者一人毎にいちいちオーダーメイドのまことしやかな物語だか「こじつけ」だかを用意しなくても、宗教やマジナイは、信者すべての腑に落ちるオールマイティーのストーリーである。それを本気で信ずることができれば、救われる。

言い方を変えるならば、神経症は「気のせい」でしかない。物理レベル、生化学レベル、遺伝子レベルでの故障はなく（つまり生物学的要因ではない）、気の迷いが生じているだけだ。ゆえに、催眠術で治せる可能性も出てくる。とはいうものの気のせいでしかないのに、脚が曲がってしまったり、全裸にならないと自分の家に入れなくなったりする。予想以上に「気のせい」

は影響力が大きい。

さて、公式文書に病名を記す場合に、現在の我が国においてはWHOによる病気のカタログ〈ICD〉ないしは米国精神医学会が制定した〈DSM〉に記載された名称が用いられることが多い。ところが両者ともに最新版には「神経症」という病名は見当たらないのである。だが神経症に該当する症状が世の中から消え失せたわけではない。これはどうしたことなのだろうか。

神経症領域における名称の変更を掲げておくと、

・不安神経症→全般性不安障害ないしはパニック障害
・恐怖症→広場恐怖ないしは社交不安恐怖ないしは特定の恐怖症
・強迫神経症→強迫性障害
・抑うつ神経症→適応障害（ストレス因が生じて一カ月以内に発症、ストレス因がなくなれば六カ月以上持続しない）ないしは気分変調症（二年以上持続）
・ヒステリー（ヒステリー神経症）→解離性障害ないしは転換性障害

といったところである。なぜ神経症という言葉は公式の場から取り下げられてしまったのか。

そもそも神経症は「気のせい」でしかないはずであった。〈生物学的要因vs心理学的要因〉

といった二項対立を前提にしてきた。だから神経症の治療は薬物よりも精神療法や環境調整が重要なのであった（抗不安薬ないしはマイナー・トランキライザーは、あくまでも一時的な症状軽減しかしてくれない。比喩的に申せば酒に近く、軽く酔っていれば不安も和らぐといった話に近い）。ところが最近になって、神経症とされる疾患においても生物学的要因が少なからず関与しているらしいことが分かってきたのである。全般性不安障害やパニック障害、強迫性障害などに抗うつ薬（SSRI）の一部が効果を発揮したり、少量の非定型抗精神病薬（本来は統合失調症の薬）が裏技的に用いられることもある。そうなると二項対立があまり意味をなさなくなる。さらに、神経症は「気のせい」ゆえに軽い病気と見なされがちであるが、人生に支障をもたらす点では必ずしも軽視されるべきではない。そういったあたりから、神経症という言葉が消えることになったようである。

それでも神経症という言葉はなくならない

いわゆるベテランに属する精神科医は、あえて神経症という言葉をカルテや診療情報提供書（いわゆる紹介状）に記すことがある。それは彼らの頭が動脈硬化をきたしたり化石化しているからではない。そこには以下に記すような事柄が、いくぶん諦め半分、ため息半分に表明されているのである（このような微妙なニュアンスを理解せずに、いまどき神経症なんて言葉を使うとは、と嘲笑するのは軽率であろう）。

（a）治すというよりも、いかに自分自身と和解するか、いかに世間と折り合いをつけ妥協していくか、つまり生き方の根本を問い直す作業が本来的には必要。それは途方もなく大変な作業であろう。

（b）大概は病気という自覚（病識）はあるが、往々にして、自分の病状に対してどこか他人事めいたトーンが伴う。

（c）右に記した（b）とも関連するが、ときに患者は神経症であることに安住してしまう。確かに神経症の症状はつらいけれども、自分が病人であることによって自分はひとつの物語を背負った特別な人間となる。すなわちある種の歪んだ自己肯定として神経症は機能し得る可能性があるわけで、それどころか「言い訳」「自己弁護」「釈明」をも可能にしてくれるかもしれない（疾病利得）。それゆえに、患者自身がなかなか病気を手放そうとしない、といったケースが少なからず存在する（患者本人は、口では早く治りたいと言うけれど）。

（d）右記（c）に鑑みると、一部の神経症患者は「治療を受けているがちっとも改善しない」といった気の毒な状態こそが、実はもっとも望ましい状態であると無意識レベルで考えている可能性が出てくる（無意識レベルなので、詐病とは違う）。倒錯した話であるが、本人にとっては、必ずしも治癒イコール「喜ばしい事態」とは限らないのである。

――と、こうしたいくぶんシニカルな意味合いが込められているかもしれないのである。実例を提示しておこう。

第一章「うつ」問題の〈回復までが長引く場合〉において、わたしはうつ病の神経症化について触れた。しばしばうつ病患者は、治療中に会社や家庭で立場が悪くなったり、窓際族にさせられたり、家族関係に支障が生じたりする。でもうつ病患者でいるあいだは、治療中ゆえに最後通牒は突きつけられずに済んでいる。換言すれば、患者としては「治りたいけど、治ったらもっとキツい現実が待ち受けている」状態に置かれることになる。すなわち葛藤状態に追い込まれる。結果として、うつ病そのものは治ってもその症状は神経症としてそのまま受け継がれ、いつまで経ってもぐずぐず治らないといった状況にもつれ込む。本書の五五頁をここに引用する。

「こうなったら、薬がどうしたといった治療では埒が明かなくなる。理想的には、『病気が治り、安心して社会生活に戻れる状態』を整えるしかなくなる。でもそれは容易ではない。人生哲学をもう一度練り直す必要が出てくるだろうし、生き方を根本的に変えねばならないかもしれない。考えようによっては、それまで放置していた『人生の宿題』がうつ病を契機に一気に表面化したということなのかもしれない。」

砦《とりで》としての神経症とアイデンティティー問題

Rさんの強迫神経症（強迫性障害）についてもう一度論じてみよう。もしも彼女が「玄関で全裸にならなければ室内に足を踏み入れられない」ことを苦にして精神科外来を訪れた場合に、それを治すことは可能なのか。あるいはどれくらいそれは難しいのか。

自分は精神的に問題を抱えていると自覚して精神科を受診したという点は、大いに評価されるべきだろう。それは自身の弱さを認めることであるし、自分に問題があると認識しているわけだから。

でも、実際にはそこまで譲歩していない可能性だってある。「玄関で全裸にならなければ室内に足を踏み入れられない」のは非常に不便な状態だからどうにかしてほしいと、たんに面倒とか億劫といったレベルの自覚のみで受診してくる可能性はある。そうなると本人は、できればさっさと薬で治してもらいたいといった発想に傾くのかもしれない。内省なんて鬱陶しいプロセスは御免被る、と。しかし症状は薬物治療「のみ」では十分な効果は望めないだろう。

では、実は自分の内面に厄介なことがあれこれと根を張っているがために精神が不調をきたしているのであり、そうなった理由も薄々見当はつくけれど、現実問題としてどう立ち向かえばいいのか途方に暮れてしまっているので、覚悟を決めて受診したというのならどうか。

その場合ならば、彼女の境遇や年齢によってもたらされる心許なさ、仕事上の知識や技量に対する自信のなさ、それを誤魔化して業務に就いていることへの罪悪感と（自分自身への）苛立ち――そうしたものについて、曖昧な形にせず明確化して俎上《そじょう》に載せ、じっくりと直面する作業が必要だろう。そのような作業は羞恥や精神的苦痛を伴うかもしれないし、口に出すことすら恐ろしいかもしれない。かなり気が重い仕事となるだろう（だがいったん弾みがついてしまえば、長年の肩の荷を下ろせるがために、むしろ喜びに近い体験となる可能性も大きい）。

というわけで、Rさんがどれだけ腹を据えて立ち向かうかによって治療の成果は異なってくる。意地を張っているうちは、駄目だろう。でも覚悟を決め積極的な姿勢でカウンセリングを受ければ、自分が生きている意味を自分なりに確認できるかもしれない。

ところで神経症治療に本格的に取り組むだけの覚悟がつかない理由とも関係しそうな事柄として、アイデンティティーの問題がある。「自分らしさを感じる手応え」をもたらすものが、アイデンティティーである。自分のアイデンティティーが「出世街道まっしぐらのエリート・サラリーマン」とか「誰にも愛される人気者で、しかもイケメン」みたいなものなら喜ばしい限りだが、そんな喜ばしいスペックを備えられる人物はまぎれもなく少数派であろう。だが、どうやらアイデンティティーが「ない」状態には人間は耐えられないらしい。まあ無理もない。

自分らしさがなくなったら、それは自分という存在が希薄化してしまうようなものだから。

驚くべきは、どんな「ろくでもない」アイデンティティーであろうと、ないよりはマシとばかりに人はおかしなアイデンティティーに（無意識のうちに）飛びついてしまうという事実だろう。サンプルを示す。

いつも貧乏籤《くじ》ばかり引いてしまい、ツキに見放された不運な人生をわざわざ選びたがる人はいるまい。にもかかわらず、「オレはツイていない人間で、努力すら不運によって無効にされてしまう」と嘆きつつも、それが「自分らしさ」と心得ているような人物がたまにいる。そういった人は、とんとん拍子に事態が運んだりすると逆に「自分らしくない」と慌てたりする。いったいあなたはラッキーな人になりたいのかなりたくないのかと問い詰めたくなってしまう。その人は、少なくとも致命的な事態にならない限りは、他人から「運が悪いねえ」と言われたほうが気が楽なのだろう。

自分が思いを寄せる異性とは決して結ばれずに片思いに終わるといったパターンにアイデンティティーを見出す人もいる。フーテンの寅さんが該当するわけで、もしもマドンナが「あなたとぜひ結婚したいわ♡」などと言い出したら、おそらく寅さんは恐慌をきたし、あるいはその場から逃げ出すだろう。己のアイデンティティーを守るために。

世間から嫌われ忌避されることにアイデンティティーを見出す人もいる。暴力団などが該当するだろう。彼らなりにアウトローの美学などと嘯《うそぶ》きつつも、まあ半分以上は無理矢理の自己肯定なのだろうが、とにかく嫌われ者アイデンティティーにすがりつき、服装や物腰、喋り方や趣味嗜好（タトゥーや金ピカアクセサリー、ブランド好き、ひと昔前だったらパンチパーマ、背広に雪駄等の奇妙な和洋折衷など）におけるまで独特のカラーでそれを強化しようとする。

世間知らずであることや、大人になっても幼児的な性癖（ライナスの毛布に準じたものを手放せないとか）から離脱できない、ソツなく振る舞えずつい本音を口にして敵を作ってしまう（発達障害の可能性もありそうなケースだが）、常に少数派の側に立たないと居心地が悪い、不器用で卵を割ることも満足にできない等々にアイデンティティーを見出してささやかな自分らしさをアピールしている人たちが多いのには不思議な気持ちすら生じてしまう。いや、むしろそこに人間としての面白さとグロテスクさを感じてしまうのである。

率直に申せば、アイデンティティーと呼ぶよりは精神の呰と見なしたほうが正解かもしれない。そして神経症の症状もまた、呰として機能してしまうことが稀ならずある。それが、わたしたちの心が持っている「おかしな癖」なのである。

カウンセリングについて

神経症の治療は、本来的にはカウンセリングを主体に行われる。場合によっては環境調整や、患者への理解を深めてもらうべく周囲に働き掛けることも重要になる（家族や上司に連絡を取ったり、彼らに来院してもらって患者との摺り合わせを試みたり、産業医と連携を図ったり、ドクターストップを含め適切な意見書を発行する等）。あるいは認知行動療法なども。

もしも読者諸氏が、たとえばわたしが診察室でカウンセリングを行っている場面を見学したとしたら、おそらく「予想と違うじゃないか」と感じるのではないだろうか。その「違うじゃないか」とは、当方がいささか素っ気ない態度を取ることに由来しているはずだ。「やまない雨はない」「明けない夜はない」なんてステレオタイプな励ましはまず口にしないし、助言だの指導だの人生訓だの役に立ちそうな知識などを伝えることもほとんどない。「ふうん」「なるほど」などの相槌が主体である。こんな対応法ならロボットだってできるじゃないかと憤慨する人すらいるかもしれない。

では、カウンセリングにおいて重要なのはどのようなところなのか。

まず、喫茶店だの公園のベンチではなくて診察室でそれが行われることが大切だ。診察室は、そこで話したことについては秘密が厳守され、また患者が人として大切に扱われる場であることを意味する。治療者がプロとして真摯に対応する覚悟があることを保証する。形式主義としての診察室なのではない。診察室とは物理的な存在であると同時に、治療というシステムを担保する存在なのだ。それゆえに患者も、診察室では腹を括って治療に臨むことになる。

治療費の授受もまた重要だ。相手に同情して「じゃあ本日は無料でいいです」なんて態度をヒューマニズムとは呼ばない。金銭と治療契約、これがあってこそきちんとした治療が保証される。馴れ合いとカウンセリングとは相反する。

カウンセラーないしは精神科医が「赤の他人」であることも重要だ。友人や顔見知りでは、躊躇が生まれる。口に出しにくいことも出てくる。それでは困る。治療者も、余計な気遣いをしなければならなくなり、結局はカウンセリングが成立しなくなる。

以上を前提として、あとは「言語化」という営みがカウンセリングの核心となる。すなわち、患者は自分がどのようにつらいのか、それはいつ始まり、どんな経過をたどってきたか等を治療者に語らなければならない。治療者はまったくの他人だから、曖昧な言い方では伝わらない。「言わずもがな」なんてものも通用しない。すべてを率直に、丁寧に言葉で説明しなければならない。そのためには事態を時系列に整理し、心の襞《ひだ》に至るまできちんと言葉を与えて喋らなければならない。それは面倒であり、難易度も高い。言いたくないこと、スルーしたいこともいろいろあるだろう。口ごもってしまう場合もあろう。でも、それでも話さなければならない。

治療者は、そうした言語化の営みを促し、ときには勇気づけ、あるいは大事な部分を回避しようとした場合にはそこを鋭く指摘し、有耶無耶《うやむや》な部分は問い直し、患者をガイドしていく。したがって、自分で自分をカウンセリングすることはできない。なぜなら、都合の悪い部分については自分自身を欺くからである。また、治療者という客観的な存在がいることで主観オンリーの罠から逃れられることも重要だろう。

上手く言語化が行われれば、患者は何が問題であったかを自身で悟ることになろう。何となくここが問題だろうとは思っていたが、それを白日の下に曝し、しっかりそれを認識する。ちょっとしんどいかもしれないけれど、そうしなければいつまでも問題は燻《くすぶ》っているばかりだ。最終的には、患者は自分で自分の問題を理解し、自分でそれを解決して精神の健康を取り戻す。あるいは自分自身と和解する。治療者が勝手に治してくれるわけではない。

たんなる想像を許していただければ、もしもRさんが当時の自分を乗り越えようと決心し、しっかりとカウンセリングを受けた場合、おそらく何回目かのセッションの途中で涙が溢れ出しただろう。嗚咽《おえつ》して言葉を詰まらせただろう。が、それによって一気に彼女の症状は改善しただろうとわたしは推測する。

気のせいではあるけれど

心に秘めた「わだかまり」を言葉にして語るのは、少なからず荷が重いことではある。が、安心してそれを行える状況が用意されているとしたら、それはなかなか気が晴れる営みでもある（カタルシス）。宗教における告解なども、神に許しを乞うという側面もあるけれど、わだかまりを言語化し「吐き出す」ところにポイントがある。占い師に相談するのも、メカニズムとしては似たようなところがある。

悩みや苦しみや「わだかまり」を言葉にするのみならず、治療者へ実際に「声」で伝える――このパフォーマンスそのものもまた、無視できない要素を含んでいる。考えていたこと、感じていたことをちゃんと声に出して言ってみたら「自分が空回りしていたことが分かった」「大したことがないと気づいた」「何だか安心した」といったケースは少なくないだろう。つまり声に出して目の前の人物に心の内を語るという行動（それはまことに生々しく露骨な振る舞いだ）は、ある種の覚醒をもたらす。それまでの沈黙し耐えていた自分とは別の視点をもたらしてくれる。場合によっては「我に返る」きっかけすら生じさせてくれるはずだ。

といった具合にあれこれとカウンセリングについて書き綴ってみたが、それを乱暴に要約してしまえば「心の内をきちんと語れば（そして誠実に耳を傾けてもらえれば）症状は改善します」といった単純きわまりない話になってしまう。しかし神経症を「気のせい」であると言い切ってしまうこともできるわけで、シンプルであることを軽んじたり侮るべきではあるまい。

性急になってはいけない。わたしたちは言語化というプロセスの大切さを今一度認識して、ときには愚直かつ丁寧に自分の心と向き合う必要があるのだ。

第五章　統合失調症——懐かしい狂気

窃盗金魚

統合失調症について考えていると、つい思い浮かべてしまう詩がある。作者は山村暮鳥《ぼちょう》（一八八四〜一九二四）。現在の群馬県高崎市に生まれ、東京の神学校を卒業。キリスト教日本聖公会の伝道師として布教活動に携わりつつ、詩や童話の創作を行った。萩原朔太郎や室生犀星《むろうさいせい》とも交流があり、「人魚詩社」の同人として機関誌『卓上噴水』にも関わっている。そんな彼が一九一五年（大正四年）に『聖三稜玻璃《せいさんりょうはり》』というアヴァンギャルドな詩集を上梓した。そこに収められている「囈語《げいご》」という作品が、くだんの詩なのである。なおここで強調しておくが、山村暮鳥はべつに統合失調症だったわけではない。

山村自身は、この詩集刊行に多大な自信を秘めていた。知人に宛てた手紙の中で、「小生は今の文壇乃至《ないし》思想界のためにばくれつだんを製造している。……この詩集、今世紀にはあまりに早き出現である。千年万年後の珍書である。これ小生の詩集にして小生のものにあらず。即ち人間生命水である。その聖くして力強きをみよ」と、大層な鼻息である。（『詩道考［Ⅱ］』大塚欽一、泊船堂二〇一三）

だが「ばくれつだん」は詩壇を吹き飛ばしたりはしなかった。彼の詩集は蟷螂《とうろう》の斧でしかなかったのだ。ほぼ唯一の擁護者であった萩原朔太郎は「山村暮鳥のこと」という小文の中で「しかし山村暮鳥の如く、詩壇の嘲笑と悪罵を一身に負うた作家は無かろう」と記している。

（同前）

もっとも、現在では再評価がなされている。だからわたしですら知っているというわけだ。昭和初頭のモダニズム詩の先駆と位置づけられているらしい。

さて肝心の詩である「囈語」の全文をここに引用してみたい。因みにこのタイトルは、「うわごと」とか寝言といった無意味な言葉全般を指すらしい。

囈語

窃盗金魚
強盗喇叭
恐喝胡弓
賭博ねこ
詐欺更紗
瀆職天鵞絨《びらうど》
姦淫林檎
傷害雲雀《ひばり》

殺人ちゆりつぷ
堕胎陰影
騒擾ゆき
放火まるめろ
誘拐かすてえら。

これだけである。二つの単語がペアになっており、上半分は罪悪を表現する言葉であり、下半分はそれとは直接の関係がない日常的な名詞だ。しかしそれが組み合わされて列挙されると、たちまち禍々《まがまが》しい雰囲気になってくる。でも上半分と下半分との関係性が、分かったような分からないような微妙なトーンを帯びている。そこが不思議な魅力となっている。

たとえば一行目の〈窃盗金魚〉はどうだろう。山村暮鳥が伝道師だったからキリスト教的に金魚は何かのシンボルなのかといえばそうではない。では窃盗行為と金魚はどう関連してくるのか。勝手な想像をしてみるなら、留守の家に泥棒が忍び込むシーンを思い浮かべてみる。息を殺しつつ泥棒は盗みにいそしんでいる。そんな様子を水槽の中の金魚が無言のまま目撃している。もちろん金魚は証言ができないし告発も叶わない。瞼《まぶた》のない目でじっと見詰めるだけだ。しかしもしも泥棒が金魚の視線に気づいたら、おそらく居心地の悪い気分に囚われるのではないか。緊張感が走るのではないか。そんなささやかだが不穏なドラマが、二つの単語の組み合わせからありありと生じてくる。そうした点で、少なくともわたしにとって、〈窃盗〉と〈金魚〉とはまったく無関係ではない。

二行目の〈強盗喇叭〉はどうか。強盗犯は耳障りな脅し文句を発するに違いない。そんなことを口にしたら人間として取り返しがつかなくなるような強欲な言葉だ。それを発してしまうということは、すなわち、ファンファーレとともに、自らに対して大声で人間失格宣言をしてしまうようなものだろう。そんな穏やかならざる意味合いが仄《ほの》めかされているような気がする。〈賭博〉と〈ねこ〉は招き猫を介してつながっているようだし、〈姦淫〉と〈林檎〉は聖書そのままだ。九行目の〈殺人ちゆりつぷ〉は妙に鮮やかだが、いまひとつ読み解けない。殺人はきわめて原初的な犯罪であり血を伴いがちだろう。チューリップはシンプルで描きやすい形ゆえに子どもに人気があり、すると赤いチューリップは原初と幼稚とを通底させることで殺人とイメージ的につながり得るのかもしれない。最終行の〈誘拐〉もそれを嬰児《えいじ》誘拐としてみれば、子どもが好きな菓子、騙して誘うにも有効そうな高級菓子として〈かすてえら〉が立ち上がってくるのかもしれない。

いずれにせよペアとなった単語は、イメージにおいて関連の有無がきわめてデリケートである。だからこそ詩として成り立っているわけで、あまりにもイメージが近過ぎたら（たとえば殺人とピストルのように）面白くない。イメージが遠過ぎたら意味不明で支離滅裂になってしまう。ぎりぎりゆえに、しかも犯罪と日常用語との組み合わせを行ったがために、いやに生々しく気味の悪い詩となり得た。

　ではこの詩が、どのように統合失調症と関わってくるのか。

広島カープ

　かつて精神分裂病と呼ばれていた疾患が、統合失調症へと名称が変更になったのは二〇〇二年のことである。精神分裂病という言葉に伴う陰惨なマイナス・イメージ、精神が分裂するのだから多重人格のことだろう等の誤解を払拭するための仕切り直し的目的で変更されたのであった。

　日本精神神経学会が音頭を取って名称変更は行われたが、その際にはさまざまな名前が候補として挙げられた。そうした中で有力候補だったもののひとつに「ブロイラー病」がある。ブロイラーとはスイスの精神医学者　オイゲン・ブロイラー Eugen Bleuler（一八五七〜一九三九）のことで、彼こそが一九一一年に、「思考・感情・体験といった心的機能が分裂してしまった病態」との観点から schizo（分裂）+ phrenie（精神）で精神分裂病 Schizophrenie なる病名を提唱したのだった。つまり精神分裂病という病名を回避するために担ぎ出された名称がよりにもよって精神分裂病の名づけ親の名前だったわけで、何となく辻褄が合っていない気がしないでもないがこれはあくまでも日本語訳の問題であり、ドイツ語ではいずれにせよSchizophrenieに変わりはない。

さて、連合弛緩《しかん》という用語がある。思考にまとまりを欠き、観念同士が意味のある結びつきを十分に成立させ得ていない状態を指す。これが顕著になると支離滅裂となり（まさに完全な分裂である）、いっぽう連合弛緩においては話が飛躍したり、ときには語呂合わせや駄洒落で話が進むようになってしまう（分裂の一歩手前、ないしは軽度の分裂といったところか）。意識レベルが低下していると生じかねないが（たとえば酩酊している人の話しぶりを想起された い）、意識が清明なときに出現する場合は、とくに統合失調症で観察されがちである。

統合失調症の人と喋っていると、しばしば連合弛緩によって話が妙な方向に曲がっていってしまったり、「考えオチ」に近い論理が語られたりして、それに面食らうこともあればむしろ詩的なトーンを感じてしまうこともある。さきほど紹介した山村暮鳥の「囈語」も、二つの単語の突飛な組み合わせぶりが連合弛緩に近い構造を感知させる。それがためにわたしは統合失調症からこの詩を思い浮かべてしまうわけだ。

連合弛緩を背景にして、統合失調症患者は奇異な理屈を述べることがある。

ある患者さん（A氏）は、〈煙草〉と〈広島カープ〉が同じ種類に属していると考えている。

そんなことを述べられても当惑してしまうけれど、これは結局のところ連想の極端な飛躍に基づいている。

わたしたちが〈煙草〉という言葉から連想するものはいろいろだろう。〈肺癌〉〈副流煙〉〈COPD（慢性閉塞性肺疾患）〉〈ニコチン〉〈灰皿〉〈ライター〉〈燐寸《まっち》〉〈火事〉〈昭和の喫茶店〉〈パイプ〉〈煙管《キセル》〉〈葉巻〉〈ボガート・スタイル（紙巻き煙草を親指と人差し指で摘まむように持つ持ち方）〉〈『スモーク』（ウェイン・ワン監督の映画、一九九五）〉〈「今日も元気だ　たばこがうまい！」（昭和三二年、日本専売公社の広告コピー）〉等々。いずれも、そのようなものを連想した心の動きが何となく伝わってくる。だが、〈煙草〉から〈広島カープ〉を連想すると言われても、さすがにそれに対しては絶句してしまうではないか。常識的には、どうにも結びつかない。

しかしA氏の説明には一応の筋道がある。すなわち、火の点いた煙草は先端が赤い。他方、広島カープの選手は頭に赤いヘルメットないしは赤い野球帽を被っている。どちらも「端っこが赤い」わけで、だから〈煙草〉→〈広島カープ〉という連想に無理なところはない。どちらも同じ種類に属している、と。

なるほど言われてみればその通りだけれど、やはりこの思考回路は不自然だろう。少なくとも世間一般の人たちと共有が難しい。ユニークな発想かもしれないが、いつもそんな調子で連想を働かせていたら、日常生活を送るのに差し支えが出てくるのではあるまいか。コミュニケーションも成立が困難になってしまわないか。

連想と日常感覚

『讀賣新聞』の朝刊に「国語力が危ない」という記事が連載されたことがあり、そこに二〇二〇年三月二八日付で国立国語研究所・石黒圭教授の談話が載っていた。一部を引用してみたい。

人は言葉を頼りにして、物を考える。自分の気持ちにふさわしい言葉、その場の文脈にあった言葉を精度を高めて使う語彙力を持てば、より深く考え、伝えられる。社会で生きていくために語彙の力は有効だ。

まったくその通りだ。わたしたちは言葉を導きにして思考し表現する。そのためには豊かで瑞々しい語彙力が必要に違いない。

ただしそれだけではない。連想の力こそが自由な思考を推し進めてくれるのではないか。しかも連想の働き具合は人によって微妙に異なる。〈煙草〉から〈肺癌〉や〈COPD〉を反射的に思い浮かべる人もいれば、〈今日も元気だ　たばこがうまい!〉のフレーズが浮かんでくる人もいる。何が浮かぶかで、思考は異なった展開を示していくだろう。そんなふうにして人はそれぞれいろいろなことを考え、いろいろな意見を持つ。だから面白い。だから世の中は可能性に満ちる。

そのいっぽう、わたしたちは自分の連想の働きに対して多かれ少なかれ自覚的である。〈煙草〉という言葉から〈肺癌〉や〈COPD〉が即座に想起される人は、おそらく喫煙に対して否定的な考えを抱きがちだろう。嫌悪感や憎悪すら覚えているかもしれない。逆に、〈今日も元気だ　たばこがうまい！〉を想起する人は煙草を肯定的に捉える人だろう。どちらも自身のベクトルを自覚し、「でも、別な連想だってあるよね」と心の隅では思っているはずだ——その別な連想、別な考えを容認するかどうかはともかくとして。そうでなければ、わたしたちは意見の異なる他人を理解したり認めることができなくなってしまうに違いない。それどころか、わたしたちの世界は小さく頑なに凝り固まってしまうだろう。

さて連合弛緩の状況になると、たんに相互関係性を保った連想ができなくなり、頭の中がまとまりを欠いてしまうだけでは済まなくなるだろう。「自分の気持ちにふさわしい言葉、その場の文脈にあった言葉を精度を高めて使う」能力は著しく低下する。言い換えれば、考えを進めれば進めるほどその人は現実離れをしてしまいかねない。コミュニケーションも不全に陥りやすくなってしまう。自分自身を客観的にモニターすることも困難になるだろう。その結果当人は孤立し、いよいよ現実離れが加速していきそうだ（その果てに、幻覚や妄想が立ち上がってくる可能性もあるだろう）。連合弛緩という症状が、なおさら日常を生きづらくする。

日常が生きづらくなるとは、どんなことを指すのか。

我々の日常生活は、「当たり前」「普通」といった感覚を持っていなければ営むことが難しい。どんなに暑くても、一糸まとわぬ全裸で人前に出てはいけない。自分の好みそのものの容姿を持った異性がいたとして、しかしその人物が知人でも顔見知りでもなかったら、いきなり「わたしとデートしてください」「結婚してください」などと言い寄るのは頭がオカシイ振る舞いである。パン屋で「レンコンはありませんか」と尋ねて、「ありません」と言われたからといって「サービスが悪い！」と立腹するのはお門違いである。どのケースも当たり前や普通がまったく分かっていない。

日常感覚は、暗黙の了解とか「言わずもがな」といった条項で裏打ちされているものである。そりゃあ暑ければ全裸になったほうが楽かもしれない。だが、人前で裸をさらすのは不作法であり、失礼であり、変態と間違われても仕方がない。それが世間の「しきたり」であり、良識である。南米のジャングルには裸族が住んでいるじゃないか、などと反論を述べても意味はない。初対面で唐突にデートに誘ったり結婚を迫るのも、普通の感覚では「あり得ない」。人付き合いはそのようなものではない。まっとうに暮らしていれば、そんなことは普通に分かるはずだ。パン屋でお門違いの品物を購入しようとするのは、ミスとか思い違いというよりはむしろ嫌がらせと受け取られても仕方がないかもしれない。少なくとも、相手を無駄に煩《わずら》わせるという点で不作法ですらあるだろう。

世間と接していれば、ぼんやり暮らしていても暗黙の了解や「言わずもがな」は自然に身に付くものである。成文化していなくとも、あらためて教育されなくとも、いつの間にか身に付く。ところが統合失調症においては、なぜかそうした積み重ねが失われてしまいがちのようなのだ。おそらく世間の日常における流れやリズムや空気といったものは、連想における緊密性(それを月並みで、誰とも共有可能な感性と言い換えることも可能かもしれない。いっぽう真に創造的な人は、緊密な連想と飛躍した連想とをしっかり使い分けられる)によって担保されており、だから連合弛緩は結果的に当たり前や普通が分からなくなってしまうといった事態をもたらすのだろう。

そんな際に統合失調症の人たちは、戸惑いつつも独自の作戦を立ち上げる。理屈っぽさに縋《すが》る、という作戦である。妙に論理的に、切ないほど理屈っぽくなることで現状を乗り切ろうとする。彼らは出鱈目《でたらめ》でもないし、いい加減でもない。論理的過ぎるためにおかしなことになりがちなのである。

節約第一、の人

患者さんのB氏のことを思い出す。もう四半世紀前のことである。半年の入院を経て、彼は町で暮らすことになった。身寄りがないので、生活保護を受けつつアパートで独り暮らしを営む段取りとなった。B氏は人生の再出発を喜び、張り切っている。せっかくの新生活なのだから、何か日常に対して目標を掲げてみようと考えた。

彼の打ち出した生活目標は〈節約第一〉というものであった。なるほど。福祉の世話になっていれば、金銭的な余裕はない。しかも入院直前の頃のB氏は妄想によって結果的に大散財をしてしまい、入院中に自己破産の手続きを行った。お金の大切さに関しては身に染みている。だから〈節約第一〉はまことにリアルな標語であり、また実際に心掛けるべき目標なのであった。そこまではよろしい。問題は何ひとつない。だが実際のところ、B氏はどのような振る舞いに及んだのだろうか。

彼が実行したのは、「なるべく洗濯をしない」という生活方針であった。つまり洗剤と水道に要するお金を可能な限り倹約し、もちろんコインランドリーの使用は極力控えるといった方針である。

それは確かに節約第一主義に合致する。でも「なるべく洗濯をしない」ことで得られる金額はごくわずかであろう。それよりは自炊の工夫や光熱費の検討、禁煙やパチンコ店での散財を我慢する等を考えたほうが賢明ではないのか。しかも、なるべく洗濯をしないという方針は同じ服や肌着を、たとえ汚れようとも延々と着続けることである。だからといってダイレクトに問題は生じないかもしれない。免疫力が低下したり、感染症になるわけでもあるまい。しかし不潔な身なりは他人に嫌われる。臭いを放つかもしれないが、それは着ている当人には分からない。結果として失礼な対応をされたり、嫌われたり差別される。食堂に入れば、出ていけとは言われないまでも粗略《そりやく》な扱いは受けそうだ。電車で空席に坐ったら、坐った途端に隣の人が不愉快そうに立ち上がって歩き去るかもしれない。女子高生が、いかにもおぞましげな表情を浮かべてB氏を露骨に避けて通るかもしれない。そんな状況は不快で悲しい。だがなぜそうした態度を他人から示されるのか、その理由をB氏はまったく理解できない。不潔な身なりについては、〈節約第一〉という正義を貫徹しているのだからとむしろ誇りに思っている。

明らかにB氏は生きづらさを覚えるに違いない。が、理由は分からない。実際、そんな状況が持続した挙げ句、彼は遂に被害妄想に陥った。世の中の人たち全員が、示し合わせたかのように自分を嫌い、バカにしている、と。日々の平和は失われ、あらゆることが被害感情と思い過ごしによって彩られ、不安と不眠と混乱が引き起こされた。薬も飲まなくなり、通院もしなくなり、些細なことで激昂して警察に通報され、結局のところ再入院になってしまったのである。

これはまさに悲劇であろう。少なくともB氏の目標そのものは正しい。しかし「なるべく洗濯をしない」と決めたあたりから逸脱が始まる。理屈は合っているが、世間的には正しくない生き方がスタートしてしまう。当初は取るに足らないレベルであったのに、いつしか彼は地域の日常から弾き出され、常識や良識を守れない「異常な」人として病院に戻らざるを得なくなってしまった。

このように統合失調症の人は「当たり前」「普通」の感覚に問題があり、それを補うべく過剰に理屈っぽくなって、ますます日々の生活が上手くいかなくなるケースがかなり多い気がする(しかもこうした弱点に対しては、効果的な薬剤は事実上存在しないのである)。空気が読めないとか気が利かないとか、日常会話で意味を取り違えるとか(レストランでウエイトレスが「お決まりですか?」と訊いたら、「ええ、夏休みにはキャンプに行くことに決めました」と返答する、とか)、そうした微妙に困った事態が生じがちとなる。

なお、理屈優先でバランスが悪く、空気が読めなかったりコミュニケーションに支障をきたす傾向は、たとえば発達障害の一部、いわゆる自閉スペクトラム症(ASD)でも観察される。ASDと統合失調症とはまったく別の病であるが、異なる精神疾患が似たような症状ないしは障害を呈する場合は稀ではない。

派手な症状(1)

さきほどのB氏は、きちんと治療がなされて幻覚や妄想は消失していた。感情も穏やかになっていた。ならば、もはや精神に問題はなかったのか。

あたかもなさそうに見えたのだが、右に述べたようにスムーズな日常を送れない。どこかぎくしゃくして世間に馴染めない。それは当人にかなりの苦痛を与えるだろう。しかもなぜそのような苦痛が生じるのか当人には分からない。

統合失調症は慢性疾患である。慢性疾患とは、たとえば糖尿病とか高血圧が該当する。これらには「治った」という言葉は用いられない。服薬によって血糖値や血圧が正常域に収まっていれば、それは「コントロールが上手くいっている」と言われる。油断して服薬を怠ったり不摂生をすれば、たちまち検査値は悪化する。遅かれ早かれ身体に問題が生じる。コントロールがつかなくなったわけだ。統合失調症も同様で、服薬をストップしてしまうとささいなことを契機に幻覚や妄想、興奮などが再燃しかねない。そして連合弛緩による「病気と言い切れるほど明確ではないが、日常生活を送るには支障をきたしやすく、誤解を受けたり変人と思われたりしかねない」といった傾向が、いわば後遺症のように残りがちのようである。ただしこれは人によってかなり差がある。

ところで統合失調症という病名から、いきなり連合弛緩を思い浮かべる人は少ないだろう。

もっと派手な症状、つまり幻覚や妄想、興奮を思い浮かべるほうが普通だろう。それは、まさに「いかにも」といった症状であり、演劇部の生徒に「気が狂った人を演じてみせてください」と頼んだら披露してくれるであろう姿でもある。

まず幻覚だが、統合失調症で観察されるのは基本的に幻聴のみである。つまり誰かの声が頭の中に聞こえる。わたしたちだって、何かを考えたり思う際には頭の中で言葉が生じている。その言葉は声になっているような、いないような、曖昧な状態に置かれているのではないだろうか。特に意識はしないが、声になる寸前みたいな状態で脳が活動しているような気がする。

統合失調症においては、そのような声以前の「声」が、あたかも他人が発したかのように感じられる。内容も、自分の考えではなく他人が考えたことのように感じられる。自我が病的に弱まり、自我境界が曖昧になることでそのように実感するらしい。幻聴が音声としての声でないのは、聾《ろう》者でもそれが生ずることからも分かる。

幻聴の「声」は、多くは見知らぬ人物の声として感知されるらしい。だから余計に不気味に思えるのだろう。もちろん例外はある。以前、ある老婦人（治療開始が遅れ、かなり退行したトーンの人であった）は、エルヴィス・プレスリーが四六時中自分に語り掛けてくれると嬉しそうに語っていた。ふと気になって、わたしは彼女に「で、プレスリーは何語で喋ってくるんですか」と尋ねたら、「あんた、そりゃ日本語に決まってるじゃないの。彼は日本語が堪能なんだから」と教えてくれた。

幻聴の著しい患者の中でも、わたしが出会った二名について書いておく。一人は、こちらが何かを問い掛けると、決してダイレクトに返答してくれない。自分の右側の空間を向き、そこで幻聴と語り合う。そうやって合意が成立してから、やっとこちらを向いて返事をしてくれる。幻聴に(つまり空っぽの空間に)向かって喋ったり、頷いたり首を振ったり、完全に一人芝居にしか見えない。

もう一人の患者は、幻聴に命令され、逆らえずにそのまま灯油を頭から被って焼身自殺を図った。さいわい命は取り留めたものの、頭髪と耳を完全に失った。案外簡単に耳は溶けて、滴り落ちてしまうらしい。

声が複数で、それがざわざわと自分の噂をしている、なんてケースはよくある。精神科救急に、トラブルから警官に保護され連れてこられた統合失調症の患者がいた。何を問い掛けようと、まったく口を開いてくれない。拒否的というわけでもなさそうなのに、とにかく沈黙を守る。観察していると、ときおり不安げに天井のあたりに目を向ける。もちろんそこには何もないが、とにかく気になるらしい。口唇が、音を伴わない言葉を発しているかのようにそっと動く場面も観察された。ははあ、と推測し、メモ用紙に「ひょっとして、喋ってはいけない、って言われている?」と書いて相手にそれをさりげなく差し出した。すると相手はじっとメモを見詰めてから、わたしを向いておずおずと頷いてみせた。後日、治療が一段落してから尋ねてみたところ、幻聴は天井のほうから聞こえていたということであった。そこから「余計なことを喋るな。口を利いたら大変なことになるからな」と脅す声が聞こえていた。

おしなべて幻聴は嫌なこと、悪口、嘲り、命令などを発してくる。あまり快い内容や役に立つことは言ってこない。

西丸四方《にしまるしほう》（一九一〇〜二〇〇二）という高名な精神科医がいて（草間彌生の才能を見出した人でもあった）、この人が書いた教科書はわたしも熱心に読んだ記憶がある。その教科書、『精神医学入門』（南山堂一九八二。初版は一九四九。なおこの教科書は、さまざまな症状を示す患者の顔写真を数多く掲載していることで一部には知られている。現在では、人権上絶対無理だろう）には、幻聴のケース紹介が載っているので引用してみたい。

皆が私の悪口をいいます。バスに乗ると誰かが、あゝあんな顔しているといいます。隣の子が私のことをバカといっています。聞こえるのです。

新聞を読んでいると、いつのまにか声が先に読んでしまいます。花を見ていいなあと思うと、いいなあと聞こえます。

夜寝ていると、起きて便所へ行けと聞こえます。退院ができるかなと思うと、家の人が面会にくるといってきます。歩いているとこっちへ曲れと聞こえます。頭の中でものをいうのです。

ついでながら、統合失調症では頻繁に幻聴が生じるのに、なぜ幻視は生じないのか。その理由を説明しておく。

幻聴は、実は患者が心の中で自ら呟《つぶや》いて（言って）いる言葉である。だが当人はそれを誰かに「言われている」と、他者の行為として感じている。怪しげな何者かが自分に向かって言っていると錯覚してしまうから不安が生じる。重要なのは、自分が受動態の立場に置かれ、されるがままになっているという戸惑いである（それがダイレクトに作用すると、「させられ体験」などと言われる現象が生ずる）。そうなると、視覚についてはどうだろう。人は常に何かを見ているわけだが、その日常的行為が「見られている」という受動態に変換されるからこそ患者は脅威を感じる。実際、患者は「道を歩いているとじろじろ見られる」「他人の目が気になって仕方がない」「近隣の人たちがわたしを見張っている」「監視カメラで行動をチェックされている」等々の訴えをすることが多い。もし実際に患者がビジュアルとして何かが見えると主張したとしたら、アルコールや覚醒剤などの影響、癲癇や脳腫瘍、レビー小体型認知症などを疑うべきだろう。

派手な症状（2）

そもそも統合失調症が発病すると、本人は途方もない不安感や崩壊感覚（世界没落体験などという壮大なスケールを持つ用語すらある）に圧倒されるらしい。何だかよく分からないが、とにかくとんでもないことが起きつつある！　といった焦燥に駆られるわけである。さもなければ、馴染み深かったはずの日常のリアリティーが不意に遠のき、それと入れ替わるように不吉な予兆が漂い始め、何もかもが違和感や不調和な気分に包み込まれる。言いようもない猜疑心や危機感がみるみる立ち上がり、プライベートな領域のみならず心の中にまで「敵」が侵入してきたかの如き不穏な感覚がありありと生じてくる。誰も信用できず、誰もがグルになって自分に罠を仕掛けてくるように思えてくる。考えも行動もすべて筒抜けになり、もはや秘密はすべて握られ、逃げ場なんかこの世界のどこにも存在しない。

このような「ただならぬ状態」に直面したとき、人はその理由を求めずにはいられない。一体どうなっているんだ、なぜこんな目に？　と。

そんな瞬間、人は応急手当としてとにかく物語を乞い求める。異常で不条理な状況を手っ取り早く説明し、自分を納得させてくれる物語を。

そして彼らの置かれた状況を解き明かしてくれる便利な説明装置＝ストーリーは、確かに存在する。いわゆる陰謀説や、某教団による組織的な企み、といった類の物語である。もちろんそんな物語の前提として、なぜ一介の市民に過ぎない患者が陰謀や企みの標的にさせられるのかという問題があるわけだが、そこには一切頓着しない。自分ですら気づいていない自分自身の価値、といったものをアプリオリ（先験的）に信じている気配がある。

では陰謀の黒幕は誰なのか。そこで新興宗教の組織が名指しされることもあるし、スパイ組織、CIA、秘密警察、フリーメイソンなどが引き合いに出されることもある。集団ストーカーなども登場する。これらは確かに世間には存在するだろうし、大いなる力を持っている。だがその正体はいまひとつ分からないし、非合法なことにも躊躇しないようだ。おそらく知らないうちにわたしたちはスパイやCIA職員などと出会っている可能性はあるだろうが、見抜くことは不可能だ。そのように、「実在はするが匿名で胡散臭い存在」として右に挙げたような組織・機関の名前が語られる。それを耳にする側としては、当惑しつつも、どこか昭和っぽいチープな活劇小説やスパイ小説を想起せずにはいられない。

さらに、統合失調症の患者が高頻度で口にする（あるいはその危険性を主張したがる）「特有の」アイテムがある。盗聴器、監視カメラ、電波、電磁波、低周波、テレパシー、遠隔操作、変装や替え玉、寸分違わぬニセモノ、などである。これらもその性質においては「実在はするが匿名で胡散臭い存在」に近いだろう。たとえそれが見つからなくとも「盗聴器や隠しカメラは絶対に仕掛けられている、そうでなければ説明がつかない」と彼らは主張する。電波は目に見えないし、触ることもできないが壁を通り抜け、さながら触手のごとく働き掛けてくる。それもまた匿名かつ胡散臭い存在だし、テレパシーをまったく否定するのは難しい。アメリカが秘密裡にテレパシーの研究をしているといった噂も絶えないではないか。変装や替え玉、ニセモノの類はあまりにその出来栄えが巧妙ならば、社会秩序の根幹を揺さぶってくるだろう。いずれにせよ、いかがわしげな組織や機関の連中がここに述べたアイテムないしはガジェットを駆使することで、あらゆる悪事や攻撃は可能となるはずだ。自分が全身で感じている不安や違和感、危機感や予兆の原因は、それらによってすべて解釈が可能だ、と彼らは考える。

患者たちは偶然を決して認めない。たとえ偶然に見えてもそこには邪悪な意思や仄めかし、警告が暗示されていると主張する。それは四を死、九を苦と見なす迷信レベルのみならず、たとえば追い抜いていった自動車のナンバープレートにあった数字が、自分の生まれた西暦とまったく同じであったとか、電話番号と一致していた等々に意味を見出したがる態度として表出される。そして一致しているということはすなわち「お前のことはすべて把握している、せいぜい気をつけろよ」という脅しであるとか、自分の運命を弄びからかっている証左だと言い切る。この世界は、「たまたま」であるとか信じられないほど珍しい出来事をも内包するから豊かで瑞々しいというのに、彼らはそれを否定し、常に過剰で不吉な深読みをせずにはいられないのだ。

そのあたりについて英国の評論家・作家・詩人であるG・K・チェスタトン（一八七四〜一九三六）は、『正統とは何か』（G・K・チェスタトン著作集1、安西徹雄訳、春秋社一九七三）の中で辛辣かつ逆説的に述べている。彼は「狂人とは理性を失った人ではない。狂人とは理性以外のあらゆる物を失った人である」と言い放ち、

……もっと厳密に言うならば、気ちがいの説明は、動かしがたいとは言えぬにしても、返答しがたいことは事実なのだ。狂気のいちばんありきたりの種類について試してみれば、このことは特に明らかにわかるだろう。たとえば、ある男が、みんなは俺にたいして陰謀をたくらんでいると言うとする。それに返答するにはどうすればよいか。みんな、自分たちは陰謀なんかしていないと言って聞かせるほかあるまい。だが、そんなことを言ってみたって反駁にはならぬ。俺たちは陰謀をたくらんでいるなどと初めから公言する陰謀なぞありはしないからである。狂人氏の説明も、諸君の説明とまったく同様に事実にたいして辻褄があっている。

まさにその通りだろう。偶然を装った意図的現象、あたかも荒唐無稽に映る最新鋭装置、などと主張されたら反駁は難しい（引用文中に差別語が使われているのは、半世紀近く前の翻訳書という

ことで了解いただきたい）。

つまり、彼（引用者注・狂った人のこと）の精神は、完全な、しかし偏狭な円を描いているのだ、と。小さな円も、大きな円とまったく同様に無限にはちがいない。だが、まったく同様に無限ではあるとしても、まったく同様に大きいわけではないのである。狂人の説明も同じことだ。常人の説明に劣らず完全だが、負けず劣らず大きくはない。砲丸も地球も丸いことでは甲乙ないが、だからといって砲丸は砲丸で地球とはちがう。偏狭な普遍性というものもある。窮屈な永遠というものもありうるのだ。

といった次第で、患者は自分の考えが正しいと信じつつ妄想（その基本は被害妄想である）を膨らませていくことになる。さらに幻聴が絡み、妄想と相互に影響を及ぼし合いエスカレートしていくことも多い。

それにしても盗聴器をはじめとした彼ら好みのアイテムないしガジェットには、どこか古臭さがある。近頃ではネットだとかドローンが出てくるケースもあるけれど、やはりレトロな印象が拭えない。映画で申せばＣＧやＶＦＸではなく、ミニチュアやハリボテ、着グルミを使用した特撮技術に似た感触がある。昭和時代の、特撮を用いた科学ドラマみたいな稚拙さがある。

心霊写真や超能力者や「学校の怪談」に登場する、洗練からは程遠い昭和のテレビ・バラエティー番組の世界を彷彿とさせるのだ。わたしとしては、統合失調症にはそのようにどこか素朴で懐かしい狂気といった味わいを感じずにはいられない。

経過とイメージ

統合失調症に対しては、幻覚や妄想、さらには二次的に生ずる興奮などばかりがイメージされがちである。そうした派手な症状のほうが耳目を集めるし、ああ、いかにも精神を病んでいるなあと納得がいく。

だがこの病気は慢性疾患ゆえに、完治というわけにはいかない。ならば彼らは三〇年も四〇年も幻覚や妄想や興奮（これらを一括して陽性症状と呼ぶ）の渦中で生き続けるのか。

実は陽性症状に対する治療（主に薬物療法）は、比較的容易である。薬をきちんと飲ませる、あるいは注射することができれば、案外速やかに「派手な症状」は治まる。精神科救急の病棟は、そこでの入院期間が三カ月以内（詳しくは、入院患者の六割以上が三カ月以内に自宅退院すること）と厚生労働省が定めている。それはすなわち、三カ月以内には、適切な治療によって陽性症状の大部分は押さえ込めるといった経験的事実に基づいているのである。

常識的に考えれば、幻覚や妄想が消退し、興奮が鎮まれば、それは当人が「我に返った」ことを意味するだろう。確かに彼らは落ち着きを取り戻し、入院時の自分が正常から逸脱していたと認める（首を傾げたり、覚えていないと言う患者もいるけれど）。ならばこれでもう治ったと考えても良いのではないか。

ところがそう簡単にはいかないのである。ある種の後遺症に似たものが出現する。五年一〇年の単位で見ていけば少しずつ改善はしていくが、なかなか消え失せてくれない症状である。しかもそれは「症状」には見えにくいところがかえってハンディになるのだ。

例を挙げよう。総じて彼らは覇気を欠く。以前のように活発で明るいトーンが失われる。そのためうつ病と間違われることすらある。表情も喜怒哀楽が乏しく、結果的に無愛想に映る。口数も減る傾向で、そつなく振る舞ったり気転を利かすといった器用さが失われる。したがって対人関係が苦手になり、積極性がなくなり、エネルギーも乏しくなる。彼らは見えない漬け物石を背中に括り付けられているようなもので、だから何もしなくても疲れてしまうのだといった意味のことを、たぶん中井久夫の本で読んだが、まったくそんな印象である。

彼らは引きこもりやニートのようになりがちである。それどころかいつも億劫そうにして、とんでもない怠け者のように見えることも多い。働くのは嫌だがゲームやネットは好きというのならまあ理解は及ぼうが、退屈すらしない。こうした状態を家族や世間に「症状」であると理解してもらうのは難しい。

生活ぶりは変化に乏しく、夕食に毎日毎日同一のコンビニ弁当を食べて飽きない、などといった暮らしを送る。だからいけないといった話ではなくて、でもわたしたちはそのような生き方をする人を理解するのは正直なところ難しい。もっと我が儘で貪欲で自分勝手な人なら、我々は眉は顰めてもそれなりに理解は可能なのに。

このような状況に加えて、この章の最初に述べたような連合弛緩に基づく「現実離れ」の傾向が加わると、いよいよ社会生活は困難になる。個人的感想を申すと、コンビニというものができたことによって、特に独り暮らしの統合失調症患者（既に陽性症状は消えた人）はものすごく生活が楽になったはずである。なぜならコンビニは一言も口を利かずに買い物ができる。コンビニのスタッフはマニュアル通りの対応しかしない、などと悪口を言われることもあるようだが、それはあらゆる客に対して平等かつ公平に接するということでもある。多少言動が不自然に映っても、健常者に対してと同様に淡々と接する。患者にとってはストレスが最小限となるのだ。わたしも低ストレスという意味でコンビニでの買いものは好ましいと感じている。昔ながらの人情味のある商店などというものは、顔見知りにだけ愛想が良い店も多く、よそ者には驚くほど失礼な態度を取って平然としていることも多い（当方の記憶を探ってみると、そんな感想が出てくる。だから『三丁目の夕日』の世界なんぞ大嫌いだ）。マニュアル的対応はむしろ優しさに通じる場合だってあるのだ。

閑話休題。ここに述べたような症状というよりも「生きづらさ」とでも呼んだほうが良さそうな状態を陰性症状と称する。そして陽性症状の時期はなるほど派手だが期間は短い。それ以外は生きづらさというか何だか曖昧な陰性症状が延々と持続するのである。

大雑把に言えば、統合失調症は一〇〇人に一人弱の割合で発病する。となれば、世間にはものすごく多くの患者がいることになる。だが、陽性症状を派手に表出していて「あの人、オカシイ」なんて思いたくなる人物に遭遇することは滅多にあるまい。というのは、幻覚や妄想や興奮が派手に出れば、周囲が慌てる。何とか家族や仲間が病院に連れて行ったり、トラブルを起こせば警察が本人を保護して医療につなげる。しかも医療のレールに乗れば比較的速やかに陽性症状は鎮静化する。というわけで、わたしたちが世間で見掛ける統合失調症の患者の大部分は陰性症状を呈しており、一見したところは健常者と区別はつかないわけである。ただし実際に生活していくうえでは、あれこれとスムーズにはいかず、しかも誤解を受けやすいのが困ったところである。

治療のこと、その他

専門書のみならず家庭医学書であっても、統合失調症の項目を調べると、原因としてドパミン仮説の図が掲げられ、神経伝達物質のバランスの問題であるといった説明がされていることが多い。確かに誤りではないだろうし、また抗精神病薬はその考えに沿って開発されてきた。にもかかわらず、統合失調症を完治させる薬剤はいまだに存在しないのである。陽性症状にはかなり有効だが、陰性症状に対しては非力に近い。

いまだに統合失調症の原因は明確化されていない。ドパミン仮説は全体の一部を説明しているだけだ。遺伝の影響は確かにある。一卵性双生児（ふたりとも遺伝子はまったく同じ）の片方が統合失調症となったとき、もう片方も発病する率は六割前後のようである。四割前後は発病しないが、それでも発病率は高い。おそらく「発病しやすさ」において遺伝は影響するだろうが、それに加えて複数の因子が重なって発病するらしいと考えられている。が、その因子がいまだに分からないのである。わたしが精神科医になりたての頃には、二〇世紀中には因子が解明されるだろうと予言する人もいたが、それは叶わなかった。

とはいうものの、とりあえず薬物療法が有効なのは確かである。幻覚や妄想や興奮といった派手な症状には効果を示す。ならば、落ち着いている患者（つまり陰性症状が主体の状態）にも薬を飲ませるのはなぜか。これは、予防のためである。陽性症状が消えて落ち着いたとしても、服薬を中止すると、些細なきっかけで陽性症状が再燃する危険が高い。それを防ぐための服薬なのである。患者さんは、ときたま「わたしはもうすっかり落ち着いているのに、いまだに延々と薬を飲まされるのはおかしいと思う」と不満を述べることがある。まあその気持ちは分からないではない。が、そのとき当方はこのように返答する。

「なるほど、落ち着いているのに薬を飲むのは変だと感じるのも当然かもしれませんね。でも実際のところは、予め薬を飲んでいるからこそ、多少のストレスがあっても安定して生活を送れているんです。転ばぬ先の杖――その杖が、すなわち薬だと考えてくださいね」

薬剤が陽性症状には有効であっても、陰性症状には大して効果がないことは既に述べた。しかも彼らの生きづらさが陰性症状に基づいているのも既に述べた。そこで今のところは、デイケアや作業所に通って日常生活のスキルを身に付けるとか、そういった訓練などによって「経験を積む」といった形で対処するしかない。そうした領域では、最近はさまざまな知恵が集められているが、それでも隔靴掻痒の感は免れない。もどかしい話である。

さて、近年における統合失調症に関して、何か特徴的なことはあるだろうか。実は精神疾患全般についても同様なのだが、なべて症状が軽くなっている。小説や映画で描かれそうな、「いかにも」「典型的」「狂気そのもの」といった症状が激減した。ゆえに、電波で攻撃されているからと室内の壁にアルミ箔を貼り、さらにはバイク用のヘルメットを被ってひっそりと暮らしている婦人だとか、スパイ組織が仕掛けた盗聴器を探して家中の壁を剝がしてしまったオヤジとか、家族の一人がいつしか巧妙に変装した替え玉にすり替わってしまい、このままでは自分の身も危険だとパニックに陥った青年とか、そのような（誤解を恐れずに表現するなら）

キッチュでカリカチュアめいた味わいのケースに出会わなくなったのである。

理由のひとつは、比較的早期に医療につながりやすくなったからかもしれない。でもそれだけではなさそうだ。世の中全体がおかしくなっているから、という意見はさすがに穿ち過ぎだろう。

わたしはかつての統合失調症での幻聴や妄想の表出のあり方に、どこかレトロというか時代遅れで垢抜けないイメージを感じてきた。いわゆるレトロ・フューチャー、すなわち過去の時点で予想された未来世界と、その未来に相当する現在を比べると、大概の場合、予測された未来世界のほうはどこか野暮臭い。その野暮さに似たものを感じるのだ。つまり未来へ向けてのきらきらしたSF的想像力と、日々の生活における下世話で俗っぽい部分との折り合いがついていないと、スマートさが失われてしまう。しかし現代の小綺麗だが退屈でフラットな現実世界では、もはや統合失調症の症状も奔放かつ奇想天外である必要がなくなってしまったということなのかもしれない。

症状の曖昧な統合失調症は、うつ病や適応障害、発達障害などとまぎらわしくなる場合が珍しくない。また、統合失調症にはもともと陽性症状が目立たないまま陰性症状に移行してしまうタイプがあり、それは「引きこもり」とまぎらわしい。ことに昨今では引きこもりも生き方のひとつなどと考える向きがあり、それはそれで結構だが、結果的に統合失調症を見落とすケースをしばしば目にする。統合失調症には、さまざまな罠が付随するのである。

それにしても――

何ら決着がついていないにもかかわらず、近年、「心の深淵を垣間見せる病気」としての位置から統合失調症は退きつつある。

ではその代わりに注目されている疾患は何かといえば、発達障害であるとされるのが現在の動向である。おそらくそれは、病気や病人を異常かつ珍奇な事態と捉えるのか、それともわたしたちの普段の延長ないしは隣人として捉えるかの姿勢に関わってくるだろう。どちらが正しいというわけではないが、後者に与するほうが精神疾患全般の軽症化傾向および発達障害の急増とは歩調が合っているようである。

第六章　家という異界

当たり前、ということ

精神の健康・不健康といったことに考えを巡らせてみると、「当たり前」「普通」といった感覚の重要性に思い当たる。

わたしたちは、漠然とではあるが平均的で月並みで常識的であるとはどのようなことかを（おそらく経験的に）分かっている。無難であり、目立たず、平凡で標準的な状態を知っている。凡庸と奇抜のどちらが良いのかといった価値判断ではなく、ただ単純に「当たり前」や「普通」といった概念を理解し共有している。

これは重要なことである。人間として生活を営むためには、ある程度他人と歩調を合わせなければならない。ときには妥協したり、我慢したり、あえて世間に同調する必要がある。発達障害傾向の人たちに味方するあまりに「空気なんか読む必要はない」と主張する者がいるが、それは無責任な意見であろう。スムーズに、大過なく日々を送っていくためには、「当たり前」や「普通」を弁え、それなりに周囲の雲行きを感知する必要がある。それは小賢しさや狡《ずる》さではなく、エチケットに属する姿勢であり、自身を守る工夫でもあろう。

そのようなことを心得たうえで個性を主張するなり、独自性を発揮するのは構わない。だが分別を欠いた独自性など、いわば異例でしかない。それは不健康な精神の領域にある。本人の幸福や生活の安定につながらない。一時的にはプラスになろうと、いずれ軋《きし》みと不協和音とが生じてくる。

とはいうものの、「当たり前そのもの」「普通の極致」は見つけ出すのが案外難しかったりする。ポップアートの画家ジャスパー・ジョーンズ（一九三〇〜）は、かつてブロンズ彫刻で懐中電灯（たんなる懐中電灯をモデルにしたところが、まさにポップアートだったのだろう）を制作しようとした際に（一九五八年に完成）、手本として「いかにもありふれて典型的な懐中電灯」を入手しようとしたが、意外にもそのようなものは見つからなくて苦労したと語っている。確かにわたしの机の上を眺めてみても、たとえば「典型的なインク瓶」「まさに鋏そのものの鋏」といったものは存在しない。どこか小洒落ていたり余計な工夫がしてあり、普遍性から（若干ではあるが）逸脱しているのだ。いや、モノではなくても、「当たり前の振る舞い」「普通の表情」なんてどうもよく分からない。中肉中背といった表現のように、考え詰めるとイメージがかえって不明瞭になってしまう。

わたしとしては、「当たり前」「普通」という感覚は二つの要素から析出されるのではないかと考えている。

それらを書き並べてみると、
①他人や世間と日々接することでいつの間にか体得される「これが世の中における普通であ

る」という漠然とした目安。
②日常生活を突き動かす一種の勢いとか慣性（世間に暮らす大多数の人々は、無意識のうちにそうしたダイナミックなものに同調しているはずである）によってもたらされる「自分もまた、今の世の中を構成する一員である」という実感。

どちらも曖昧なものだし、さして明確な根拠に基づいてはいない。だが信条であるとか人生の目的、生きる意味などといったものをはっきり意識し身構えて生きている人は少数派であり、多くは右に記したような要素によって何となく「当たり前」や「普通」を担保しているように思われる。

なまじ生きる意味などを考え出すと、かえって何が自然で平凡であるのか覚束なくなる。それはわたしたちが歩くときに、いちいち「今、右足を前に出したから、さあ次は左足を出そう」などと意識していたらかえって足がもつれてしまうのに似ているだろう。創造的なことを行うには「常識を疑え」といった態度が必要だろうけれど、平穏な毎日を過ごすためにはいっそ常識と凡庸とに埋没したほうが賢明というわけである。そうした発想を怠惰で投げやりであると斥《しりぞ》けるのは、（たぶん）正しくない。

「当たり前」や「普通」には、さきほどから述べているように確固とした基準はない。経験的で常識的で、そこそこに協調性を重んじる暮らしぶりから抽出されるぼんやりとした概念に過ぎない。

喪失（1）

だから非日常的な事態によってそのようなものは案外簡単に消し飛んでしまう。

作家・庄野潤三（一九二一〜二〇〇九）の初期短篇に「プールサイド小景」（一九五四）という作品がある。芥川賞を受賞している。

織物会社に一八年勤め、課長代理のポストにあった青木は、会社の金（給料の半年ぶんくらいの額）を使い込んでクビになる。サラリーマン生活に伴う漠然とした不安感や屈託から、夜の飲み食いにのめり込み、いつしか会社の金に手を出していた。発覚したとき、弁償できなければ即日退職という条件を出され、妻子のある青木は失職した。

すぐに次の仕事が見つかるわけではない。ましてや後ろ暗い身になってしまったのだから、職探しは難航するだろう。彼は妻に一切を打ち明ける。とりあえず子ども達には休暇を取ったと告げ、しばらくのあいだ青木は家でごろごろしていた。やがて彼は子どもを連れて近くのプールへ通うようになる。他人から見れば優雅な日々だが、当人にとっては（そして妻にとっても）暗く重苦しい。そんな小市民生活のエアポケットを淡々と描いている。

専業主婦である妻に関する描写をここに引用してみよう。

彼女は思うのだ。つい一週間前には、自分はどんなことを考えながら夕方の支度をしていたのだろうか。それはもうまるで思い出すことも出来ない。

何時《いつ》、どういうわけで、こういう変化が自分の上に生じたのだろうか。どうして出し抜けに、自分たちの生活の運行に狂いが出来てしまって、それでこのようないわれのない苦痛と恐怖を味わっているのであろうか。どういう神が、こんな理不尽な変化を許したのか。

自分が今、ガスの火をつけたり、その火の上からフライパンを外したりしているこの動作は、これはどういう意味を持つことなのか？　どういうわけで、自分の手がこんな風にまるで決ったことのように忙しく動いて行くのだろう。

これまでずっと来る日も来る日も自分が当り前のこととして続けて来たこれらの動作を、今も現にこうしてやっているのは、何故《なぜ》だろう？　これは、何かヘンな間違いではないのか。

――彼女は急に一切が分らなくなるような不思議な気持になって来るのだ。

考えてみれば青木もまた、仕事の重圧によっていつしか金銭感覚から「当たり前」や「普

「通」を喪失し、遂には公金横領に至ってしまった。悪意などなかったのに。そしてわたしたちだって、青木やその妻に類似した（しかしもう少し深刻度が浅い）シチュエーションに陥ることはたまにあるだろう。人生にはさまざまな罠や陥穽《かんせい》がいくつも仕掛けられているのだから。

喪失(2)

精神科医の立場から、普通や当たり前の感覚を喪失したケースを少しばかり紹介してみたい。

第四章で触れた強迫性障害の症状のひとつとして、確認強迫というものがある。きちんと戸締まりをしたか、火の始末は大丈夫か、ガス栓や水道の蛇口はちゃんと締めたか。そうしたことが気になって仕方がなくなる。そこで再度確認してみるものの、それでも安心できない。すっきりしない。指差し呼称を行ってみてもなお、疑念は払拭できない。そのため、延々と確認を繰り返す羽目に陥り身動きが取れなくなってしまう。次の行動に移れなくなる。

まさに不確実感に囚われてしまっている。「普通」の神経だったら、再度の確認で気が済むはずだ。二度の確認を重ねれば、これでもう大丈夫だと思うのが「当たり前」の感覚だろう。でも確認強迫に陥ると、「普通」や「当たり前」が分からなくなってしまう。いや、分からなくなってしまうから確認強迫がエスカレートするとも言える。両者は悪循環を成し、結果として、いくら確認を繰り返しても不安なまま反復のループから逃れられなくなる。通常、これ以上執拗に確認しても意味がないと自覚ができるはずだし、実際に患者はそう思っている。にもかかわらず不安は去らない。限度がなくなっている。

これはどのような事態と解釈すべきなのだろうか。

まず間違いなく、普段の生活を突き動かしている「勢い」や「慣性」が減弱しているのだろう（その理由はおそらく戸締まりや火の始末等とはまったく無関係な、もっと根源的な不安や気掛かりに纏わり付かれることでリアルな感覚が失われ、精神が空回りを始めてしまったためだろう）。以前ならば日々のせわしなさに紛れて気にも留めなかった事象が、生活を推し進めるスピード感が減速することでありありと見えてきてしまう。余計な、しかも現実離れしたことを意識してしまう。すなわち、戸締まりが不十分だったことによって泥棒が忍び足でこそこそ室内に入り込む光景だとか、火の不始末によって炎が燃え広がり、とうとう大切な自宅が紙の箱のようにめらめらと燃え上がっていく――そんなちょっとマンガじみた光景が妙に生々しく立ち上がってしまう。

わざわざそんなシーンを想像して確認強迫に取り憑かれている状態は、平穏な日常生活を司っているところの「そこそこ」「まあ、こんなもの」というある種の無頓着さを完全に失った状態と言い換えても構うまい。それは精神の硬直であり、滑稽な心模様ですらあるだろう、当人は大真面目であるにもかかわらず。「普通」や「当たり前」といった感覚は良い意味でのアバウトさや「ぞんざい」さに通じていて、それが不気味なイメージやシュールで馬鹿げた光景の出現を回避する装置として機能しているようにも思える。

妄想を作り出す

妄想を持った人はどうだろう。

自分は見張られ尾行されていると主張する人がいる。そのような人は常に偶然を必然であると解釈する。たまたま道で誰かが自分の後ろを歩いていて、こちらが角を曲がったら向こうもやはり角を曲がったなんてケースはちっとも珍しくない。天下の公道なのであり、後ろにいた「誰か」が自分と同じ方向を目指して歩いていようと決して不自然ではあるまい。だがそれを尾行してきたと確信する。確信すれば、相手の目付きが妙に鋭かったとか、いきなり振り向いてみたら慌てて顔を逸らせたとか、いくらでも妄想に沿ったディテールが際立ってくる。そしてそのディテールを確信の根拠に組み入れていくので、妄想はいよいよ揺るがぬものとなっていく。

エレベータで一緒になった人物は自分を見張っている「組織の一員」であり、宅配便の配達員やポストにチラシを投入するアルバイトも「そのように装った組織の一員」ということになる。やがて家には超小型の盗聴器が仕掛けられていると言い出し、窓の外からはドローンが監視カメラのレンズを向けていると言い募る。誰も信用できず、街は悪意と策略とで染め上げられる。空の色や空気感までもが、油断のならない異様さを帯びてくる。

こういった患者は、自分の主張（妄想）がいかに正しいかを延々と執拗に語り続けるのである。なるほど理屈としてそれは「あり得る」。少なくともゼロパーセントではない。だが世間一般の人たちは、滅多にないような出来事を念頭に行動しない。隕石に直撃されることやいきなり道路が陥没する危険を用心しながら道を歩いたりはしない。それが「当たり前」で「普通」の感性であろう。換言するなら、「当たり前」や「普通」が分からなくなった者は「あり得ない、と全否定することはできない」「少なくとも論理的には成立する」の二つのフレーズによって、いかなる突飛な妄想をも作り出せる能力を獲得してしまったわけである（ひょっとしたらそこには、自分にだけはそれが生じるかもしれないと自己を特別視する点において、歪んだ自己愛が深く関与しているかもしれない）。その能力はトラブルと不幸しか招き寄せないだろうが。

家の中

ここまで「当たり前」「普通」の重要性を述べてきたが、以下からは話を家族や家庭、家といったテーマへ絞っていきたい。

少なくとも金属バット殺人事件（一九八〇年、二〇歳になる浪人生が就寝中の両親を金属バットで撲殺した事件）よりも前のことだったと記憶しているが、新聞の人生相談欄を読んでいたら、ある若い会社員の女性からの相談が載っていた。最近知り合ったボーイフレンドとレストランに行ったという。デートの一環で、比較的高級なレストランだった。すると三〇歳近いボーイフレンドは、今までちゃんとしたレストランには入ったことがないと告げた（当時ならば、いわゆるナイフとフォークを使う食堂に入ったことがないというのは一応あり得る）。そしてマナーが分からないと言いつつ、皿を持ち上げ、皿の縁に口を直接当ててシチューだか何だかを音を立てて啜《すす》り込んだという。

彼女はそんな姿を見てうろたえ幻滅した。テーブルマナーについて口やかましく言う気はないが、いくら何でもこの姿はみっともない。同席していて恥ずかしい。ボーイフレンドは、家でも似たような食べ方をするらしい。だからこれが彼にとっての「普通」であるらしい。そうなると、彼女としては一概にボーイフレンドの食べ方を否定するのも躊躇してしまう。人間的には悪くないし、目鼻立ちも良い。惹かれる部分もあるいっぽう、やはり下品な食べ方にはショックを受けざるを得なかった。でもそれは彼自身が悪いわけではない。が、既に自分の心は彼から離れてしまった。そんなわたしは人として問題があるのでしょうか。

と、そんな相談であった。いちいちそんなことを記憶しているのは、わたしは母とこの記事をネタに面白がって無責任に雑談を交わしたからだ。わたしと母の結論は、どんな事情があろうとこのボーイフレンドはアウトであり、彼女は自分を責める必要なんか一切ないというものであった。テーブルマナーを知らない事実をちゃんと弁えていたくせにまっとうなレストランでガールフレンドと食事をしようとするその不用心さ・鈍感さにおいて、彼は既に社会人としてレッドカードである、と。新聞の回答のほうは覚えていないが、遠回しに「あなたは悪くない」といった意味のことが書かれていた気がする。

ここで当方が気になるのは、ボーイフレンド氏にとっての家族や家庭のありようについてである。

一般に、家の中は世間から切り離されている。完全に孤立しているわけではなかろうが、しっかりとプライバシーが守られる。だから人は安心して、社会における顔とは別な顔を家族には見せる（見せない人もいるだろうが、たぶんそれは相当にヤバい顔だからであろう）。罰当たりな本音を堂々と口にするし、他人には決して露わにしないようなみっともない姿をさらけ出しもするだろう。そういった意味では、家の内外を使い分ける点で人は誰でも二重人格と言える。そして家庭は安心して油断することが可能な場所なのである（もちろん虐待などのケースでは家庭こそが緊張と絶望の場であろうが）。

ボーイフレンド氏の家では、「皿の縁に口を直接当ててシチューだか何だかを音を立てて啜り込む」のが不作法だとは考えない、あるいは洋食をほとんど食べなかった（和食でも麺類以外で音を立てるのはよろしくあるまいが）のだろう。だから彼は平気で彼女の前でそれを行えた。取り繕う必要なんかないと思っていた。彼が発達障害的な問題を抱えていないとすれば、たとえ家の中では多少の非常識やだらしなさが許されるとしても、やはり彼の家はいささか世間一般の常識とずれているだろう。たぶんそれは食事マナーだけではあるまい。いろいろ複数の問題を抱えている可能性がある。個人的には、彼女は付き合いを継続したらさらにショックや失望を味わうだろうと予測する。

このカップルの件はともかく、家を心安らぐ場と考えるためには、世間と家の中とで振る舞いをちゃんと切り替えられる能力――それを持っているのが前提となるだろう。家の中での言動と世の中の「当たり前」「普通」とは必ずしも一致している必要はなく、ただしその使い分けを誤ると大変なことになりかねないという自覚が要求される。それが社会人の条件のひとつなのであり、そこの箇所をあえてアイロニカルに言い換えるならば、家の中では、人は誰でも醜悪でグロテスクな姿へと（のびのびと）変貌している可能性があるということだ。

異界としての家

取り繕わぬ姿を家の中ではさらけ出すとしても、少なくとも家族が同居していれば、その家族への配慮は必要だろう。家庭は集団生活の場でもあるのだから、そこの家族なりの遠慮や分別が発動されなければ収拾がつかない。

ところで精神医学のみならず心理や福祉の分野においても、とくに近年は家族病理といったものがクローズアップされている。家という「例外が許される場」における人間関係の歪みが、さまざまな心の問題を引き起こしているからだ。患者本人のみならず、その人物が生活している（あるいは成長したり老いたりしていく）家ないしは家庭というシステムに目を向けないとケースを理解したり対策を立てられないことが多いからだ。

子が親に向かって「産んでくれと頼んだ覚えはない！」と身も蓋もない啖呵《たんか》を切るように、家族という集団はその成立時点において既に偶然や不条理を少なからず抱え込んでいる。また夫婦愛、親子の愛情、家族愛などという理屈を超えた感情が複雑に絡み、そのような「愛」は往々にして「恨み」「憎しみ」へと反転することは読者もご存じだろう。家族の歴史には失望や後悔や宿怨《しゅくえん》や自己嫌悪、罪悪感といったアイテムが驚くほど深く根を下ろしがちである。おまけに、家の中はさきほども述べたように「世間から切り離されている」。家は独立した異界であり小宇宙なのだ。独自の異様なルールや生活様式が自然発生し発展していきかねない場なのである。

精神保健福祉センターに勤務していた頃、近親相姦が予想以上に多いことに驚いたことがあった。たとえば父が娘を犠牲者にする場合。世の中の常識としては、そもそも娘に性的欲望を覚えるほうがおかしいだろう。良識および生物学的にも何らかのブレーキが掛かって当然に思える。

だが実際には、稀ならず娘を相手に父親がセックスをするケースが発生する。父としては娘を標的とするには単純明快な理由がある。ひとつは、目の前にいて手軽だから。もうひとつは無料だから。さらにもうひとつは、妻より若く瑞々しい肉体だから。ある意味では理屈が通っている（もちろん自己中心そのものの理屈であり、そうした考えは多かれ少なかれ病んだ精神から導き出されているだろう）。このとんでもない理屈が、平然と罷り通ってしまいかねないのが家の中なのである。

では娘のほうはなぜ拒まなかったのか。この点が謎だったのであるが、実は答えは簡単である。父の行為が異常であると判断するには、世間との比較が必要だ。世の中の常識が分かっていれば、拒否することこそが正しいと分かるだろう。だがこのようなことをしでかす父は、娘が幼いときから性的アプローチを繰り返しているものである。それを通じて、父親がこんなことをするのは普通であり当たり前なんだよと娘を洗脳する。どこまで意図的かはともかく、結果的には洗脳する。ついでに、「こういったことはトイレに入ったらドアを閉めるのと同じで、他人に言うのはみっともないことなんだよ」と釘を刺しておけばいい。「それが常識ってものなんだよ」と。

そこまで娘が洗脳されていなかったとしても、何だかおかしいという違和感や拒否感よりも「子は父に逆らってはいけない」という命題のほうが優先順位として上にあると思い込まされているケースもある。そうした場合に、おかしいと感じていたのに行為を許した娘にも責任がある、などという詭弁を持ち出すのは残忍だろう。とんでもないことだ。

いずれにせよ家の中で生じた秘密は、そう簡単には洩れないのである。あるいは、これが秘密であるとか異常であるといった概念さえ生じないことが多い。

家の中の時間

引きこもりはどうだろう。昨今は八〇代の親が年金で五〇代の引きこもりの子どもを養っている「八〇五〇問題」が取り沙汰されている。すなわち三〇年以上も自室に引きこもって何もしない人間が家庭にいるといった事態が、想像以上に多いという現実は否定のしようがない。

家族の誰とも話などせず、それどころか姿を見せることも滅多にないまま、影のように自分の部屋に隠れひそんでいる人物がいる——しかも四半世紀以上。これはきわめて異様な状況であろう。たとえ部屋から出てきても、今さら仕事に就くのは容易ではあるまい。世間と生身のコミュニケーションを回復することすら大変ではないのか。となれば中年ないしは初老期に至ってもこのまま親に養い続けてもらい、いずれは生活保護の世話になるしかない。しかし部外者からすれば、なぜこんな事態になるまで放置したんだ、ということになろう。しかし家族としては、引きこもっている当人にそれなりのアプローチをしても実を結ばず、このままではまずいと思いつつもいつしか感覚は麻痺し、気を揉みつつも日々の生活に追われているうちに八〇五〇問題にまで行き着いてしまったわけだろう。

相談を受ける側からの印象では、引きこもりに対しては「もうちょっと様子を見よう」などと両親が言っているうちにたちまち一〇年程度は過ぎてしまう。やっと一〇年目あたりで家族は心配になりあちこちに相談をするが結局上手くいかない。そこでまた一〇年、といった繰り返しがなされるようだ。この事実を以て家族を責めるべきではない。家族だって心配や当惑で困り果てている。他方、こうした事態には恥に近い気持ちが働く。なるべく穏便な形で内々に解決したい。そうした躊躇が、気の重さと相俟って事実上の放置につながってしまう。引きこもり当人は、もはや家の中でロビンソン・クルーソーとなったまま息を殺している。

往々にして家の中ではきわめてゆっくりと時間が流れ、ときには時間が止まったり淀んでいる場合も決して少なくないのである。核家族化とプライバシーの過剰な尊重から「家」の精神的密閉度はますます高まり、そこに病理性が加われば、いよいよ現実から解離していきかねないのである。

歪な価値観（1）

引きこもりには、静かに引きこもっているタイプと、家庭内暴力が伴うタイプとがある。かつて精神科救急で後者の青年を診察した。

その青年をF君としておこう。ちょうど二〇歳であった。もともと不登校の傾向はあったが、高校を卒業した時点で完全な引きこもりとなった。身長も体重もかなりあって、プロレスラーのような体格であった（が、喧嘩が強かったわけではない。基本的には小心者である）。実際、引きこもりつつも自室で生真面目に筋トレをしていたのが、何だかいじらしい。

彼は、しばしば感情を昂ぶらせ（それは学校で苛められた記憶を思い出したときであったり、物事が思い通りにならなかったときであったり、母親が作って部屋の前に置いておいた食事が気にくわないときなどであった）、暴れた。ただし人間に対して暴力は振るわない。金切り声を上げつつ家具を壊したり、壁を殴りつけて穴を開けたり、食べ物を床にぶち撒けたり、そうした狼藉《ろうぜき》を働いた。

F君が本格的な引きこもり状態に突入した時期は、両親にとっても厄介な時期であった（ちなみに、F君に兄弟姉妹はいない。父母との三人家族である）。浮気問題その他で、両親は離婚寸前だったのである。だが図体の大きなF君が絶叫しながら暴れるのは、たとえ人間には手を上げないと分かっていても恐い。危険を感じる。そこで両親はいわば連合軍となって息子に対抗せざるを得なくなった。

　連合を組んでいるうちに父と母は互いに気持ちが通じ合ったのであろうか、両親の仲は徐々に修復されていった。怪我の功名とでも称すべきだろう。理由はともかく、夫婦仲がよろしくなるのは言祝《ことほ》ぐべきことである。

　だがF君としてはそれが面白くない。悔しい。自分は自分なりに悩みや苦しみがあるから引きこもっているのに、親たちは自分をダシにして縒《よ》りを戻しやがった、と。これはずいぶん勝手な言い分である。しかも両親が元気でいるからこそ、彼の引きこもりライフ（筋トレ付）も保証されているのである。とはいうものの、精神的視野狭窄《きょうさく》状態にある彼は、感情がコントロールしきれず、ますます暴れる。すると両親の仲はなおさら緊密となる。

　引きこもりが二年に及び、F君は二〇歳になった。法律上は大人である（もちろん成人式には行かなかった。自室でふて腐れていた）。しかも両親は関係性が修復され、そうなると、もはや大人である自分はただの厄介者と見なされて追い出されるのではないか。そんなことを想像して不安を覚えるようになった。

　そのような経緯があったところに、ある晩、母親がF君に向かって何か不用意なことを言ってしまったらしい。彼は逆上して暴れ、故意ではなく事故に近かったものの結果的に母の肋骨を二本折ってしまった。慌てた父は一一九番ではなく一一〇番に電話を入れた。だが警察官が臨場してみると既にF君はすっかり大人しくなっている。それどころか自分のしでかしたことを知って青ざめている。家庭内のことだし、警察の関与する案件ではなさそうだ。が、父親の話によればF君は引きこもりだという。当時は引きこもりの知識は普及していなかったので、警官はこれを精神疾患の問題ではないかと考えたらしい。そこで彼を精神科救急へと連れて来たのだった。母のほうは、警察が手配してくれた救急車で病院へ向かっていた。

診察すると、すぐに彼が精神の病気（服薬が必要とか、通院や入院が必要といったレベル）ではないと判明した。むしろ本人は自助グループ、両親は家族会を利用したほうが適切と思われたので、その旨を本人および付き添ってきた父に伝え、まずは保健所か精神保健センターへ相談してみてはどうかと助言して帰ってもらったのであった。

さてこの案件は、家族の誰に焦点を当てるかで意味合いがまるで違ってくるのである。そこが重要なのだ。

F君に焦点を当てるとどうなるか。あれこれと屁託はあったにせよ、彼は現実逃避をしている。親に衣食住を保証してもらいながら、筋トレ以外前向きなことは何もせずに日々を送っている。それどころか、思い通りにならないとたちまち子どものように感情を剝き出しにして暴れる。その挙げ句に母親の肋骨を二本折った。もう成人だというのに、いやはや幼稚なうえに困った人だ！　F君は。

と、そんな話になるだろう。では両親に焦点を当てるとどうなるか。

両親は互いの気持ちが嚙み合わず、それがために浮気なども生じてしまい、関係性の修復に困難をきたしていた。ところが、幸か不幸か息子のF君が引きこもりとなった。のみならず、ときおり暴れてモノを壊す。そんな息子には、一人だけでは対抗しかねる。両親がタッグを組み、一丸となって向き合わねばどうにもならない。それはそれで大変なことだったが、おかげで夫婦仲はいつの間にか改善していた。喜ばしいことである。めでたいことである。振り返ってみれば、これはつまり「子は鎹《かすがい》」という諺《ことわざ》に相当する話なのかもしれない……。

いかがであろう。いっぽうではF君が悪者と断定され、もういっぽうでは夫婦仲を修復してくれる福の神的な存在となる。このように「家という異界」で生じていることについては、家族の一人だけから事情を聞いてもニュアンスや意味づけについてはまったくアテにならないことが分かる。たった一つの真実が存在するわけではなく、家族それぞれの真実が並列している。これこそが家族を対象にケースワークをすることの難しさなのである。

歪な価値観(2)

今度は、F君一家よりも構成人数の多い家族を考えてみよう。その家で、病人が出た(その病人は興奮しがちな統合失調症とか、とにかく不穏で手の掛かる人と考えていただきたい。精神ではなく身体疾患でもよろしいのだけれど、本書は精神科の本なので精神疾患としておく）。病人はいったん騒ぎ出すと、到底一人だけでは対応ができない。それこそ家族総出でなければその場を収められない。家族の精神的・肉体的負担には著しいものがある。だが、なかなか精神科受診にはつながらない。病人が受診を嫌がるし、家族としても無理強いをするのには抵抗があるのだ。

わたしが精神保健福祉センターにいた頃は、そうしたケースで家族から相談を受けたことが何度もあった。悩みをじっくり聴き、見立てを行うべくその家を訪問した。なるほど患者は精神が安定せず、このまま積極的な医療行為がなされない限りは延々と家族が困るだろう。同情せずにはいられなかった。

そこで受診の手立てや、保健師の定期的な訪問、家族教室参加などを提案してみるものの、奇妙なことに、どの提案に対しても家族はあまり気乗りしない様子なのだ。少しでも現状打開に結びつけるべく、こちらなりにアイディアをいくつか示してもどこか他人事のようである。率直なところ、「あなたたちは本当に困っているのですか。何もする気がないのなら、なぜわざわざセンターに相談をしてきたのですか」と問い詰めたい気持ちにさせられたものであった。困っているのか、いないのか、家族の姿勢には矛盾がある。そこが不思議だ。

こうしたケースは大概、有耶無耶のうちにこちらとの関係が中断してしまう。そうして数年後に、何かの弾みで偶然にも入院につながったり、あるいは患者本人が死亡したといった話を小耳に挟むことがある（もちろん音沙汰なしのまま、どうなったか分からずじまいの場合のほうが多いのだが）。いったい家族は、事態の解決や改善を望んでいたのだろうか。わたしとしては、医療者としてまことに居心地の悪い気分だ。

ずっとあとになってから、いろいろな断片やちょっとした情報などをつなぎ合わせて分かったのは、以下のようなことであった。

まず、その家では、たしかに家族はいたわけだが事実上家族の態をなしていなかった。全員が互いに無関心、すなわち皆の心がばらばらで、たんに同じ屋根の下に寝起きしているだけなのである。だから食事もメンバーが揃って摂るわけではない。ましてや鍋を囲むなんてこともない。団欒《だんらん》がないのだ。そうした点からは、およそ精神的な潤いを欠く一家であった。

ところがここで病人が出現した。その病人は暴れたり騒いだり破壊行為に及んだり、いろいろと周囲を困らせる。とてもじゃないが、放っておくわけにはいかない。そこで、しぶしぶながらも家族全員が結束して対応にあたらなければならなくなった。それは確かに煩わしいことであろう。面倒で手が掛かる。危険な場面さえあり得る。うんざりするに違いない。

でもすべてが悪いこと、厄介なことばかりではないのである。

今までばらばらだった家族が、協力し合い、連帯して事態に立ち向かわなければならなくなった。これには、大変なりにちょっとした充実感や高揚感が伴う。ひとつの目的に向かって皆が一致団結して頑張るというのは、多かれ少なかれ心がときめくことなのである。さながら、文化祭の前日に皆が学校に泊まり込んで準備に夢中になるかのように。もしかすると病人に向き合うその時点で、家族は初めて自分たちがひとつの家族であることを発見したのかもしれない。そのとき、彼らの間にはまさに「絆」が生まれたのである。

でもやはり病人を持て余してしまうこともある。そこでセンターに相談をしてみた。しかしわたしが介入をして家族の負担の軽減を図るということは、すなわち、せっかく家族の間に生じた「絆」が断ち切られてしまうといった事態を意味しかねない。彼らは、まことにアンビバレントな心性（わたしに何とかしてもらいたいと同時に、わたしを忌避したい気持ち）に捉えられていたのである。

考えようによっては、家族の心性も分からないではない。しかしそれならば、そのような葛藤を素直に吐露してもらいたい。が、そんなことができるような家族なら、そもそもこんな状況にまでは至らないだろう。自分たちの立ち位置がどんな具合になっているのかを自覚しているはずだろう。

もしかすると読者の中には、この家族や、さきほど述べたF君の家族について、わたしがあまりにもシニカルかつ性悪説的な視点から説明をしているのではないかと疑う向きもあるかもしれない。あるいは穿ち過ぎである、と。だが現実には、このような家族のありようは決してレアケースではない。それなりに自然であるとすら思える。だからわたしは彼らを糾弾する気もない。むしろ人間の弱さや複雑さを見出して、親近感すら覚えるのである。

家族と認知症老人（1）

今度は、家族の精神の健康度が右に述べた事例よりももう少し良好な場合を述べてみたい。

現在、認知症の老人によって家族が困ったときには介護保険の利用が重要となる。認知症は「治る」といった文脈で捉えるべきではない。あからさまに申せば、認知症は不可逆的であり治らない。しかし対応法によって認知症老人の様子は天と地ほどに異なってくる。記憶や理解や現状把握の能力が著しく衰えても、そのことで不安になったり妄想に駆られたり混乱をきたす老人もいれば、おっとりと構えてマイペースに日々を過ごせる老人もいる。認知症老人への援助ないしは治療とは、前者を後者へと変えるための働き掛けと言えるだろう。そのようなアプローチの実現のために、介護保険はまことに使い勝手の良いシステムだと実感せずにはいられない。

我が国で介護保険が登場したのは二〇〇〇年である。わたしが精神保健福祉センターで働いていたのはまだ二〇世紀であったから、すなわち介護保険などは存在していなかった。そんな時代でも認知症（当時はまだ痴呆と呼んでいた）は当然のことながら存在していた。

同居している老人が認知症になっても、ことに当時は、家族は困惑するばかりであった。嫁に財布を盗まれたと激昂したり、徘徊と迷子を繰り返したり、トイレ以外で放尿をしたり大便を壁に塗りたくったり、夕方になると「家に帰る」と出て行こうとしたり、夜中になると寝惚け半分に大騒ぎをしたり（夜間せん妄）、まあそうした症状に家族は振り回され、家の中は滅茶苦茶になる。しかし保健所にも相談窓口はない。ケアマネジャーやヘルパーなどもいない。本人をクリニックへ連れて行くのも大変だ。精神科病院へ入院させても、統合失調症やうつ病の患者と一緒にするのは療養において支障が生じるだろう。老人への対応法も分からないし、情報すら満足にない。あの頃は、家に認知症老人がいるのはむしろ恥に近い感覚があったような気がする。そうなると、近隣に家族が愚痴をこぼしたりすることすら憚《はばか》られる。

早い話が、「打つ手はない」というわけだ。ひどい話である。そんな状態を放置しておくわけにはいかない。

そこでセンターのほうから、精神科医とナースがチームを組んで家庭を訪問するシステムを作った。困り切った家族は、とにかく保健所に相談してもらう。そうして訪問診察が必要そうなケースについては、保健所経由で訪問依頼を（書面で）センターへ上げてもらう。それを見てチーム（痴呆老人訪問班という名称で、専門の事務員も確保した）がくだんの家に出掛けて診察や見立てを行う。東京都が、少ないながらも認知症専用のベッドをある程度確保していたので、入院が必要と判断したらそのベッドを使う。そのようなシステムであった。

訪問依頼の書類に目を通すと、家族がいちばん消耗するのは夜間せん妄のようであった。以下、暴力・暴言や徘徊などが続く。いずれにせよ、こんな状態の認知症老人を抱え込んでいたら、家族はたまったもんじゃないだろうなと心を痛ませずにはいられなかった。

さて保健所経由で訪問依頼が届いても、実際に出向くまでにはおよそ一週間くらいお待ちいただく。チームのスケジュールがあるし、同席してもらう家族の都合もある。地域の問題ということで所轄の保健所の保健師にも立ち会ってもらう。三者の日程を擦り合わせようとすると、どうしても一週間の待機時間が必要となる。誰もが忙しいのだから、それはそれで仕方がない。

一週間後。出向いていくわたしとしては、おそらく認知症老人が落ち着かず、ときには大声を上げたり攻撃的な態度を示す可能性もあるのではないかと予想している。見知らぬ人間が訪ねてくるわけだから、動揺してなおさら落ち着かなくなるかもしれない、と。

家族と認知症老人（2）

だが驚いたことに、訪問してみると、老人は穏やかな様子でわたしを迎えてくれた。一見したところは認知症であることすら分からない。愛想が良く、挨拶もしてくれる。この老人が、散々家族を悩ませた認知症老人と同一人物であるとは……。家族のほうは、慌てている。それはそうだろう。今までは散々自分たちを困らせてきたくせに、いざ医者が訪ねてきたら「いいところ」を見せてしまうのだから、いやはや悔しいったらありゃしない。むしろ今は普段よりも悪い状態を露にして家族のつらさを理解してもらいたいところなのに、まったく外面《そとづら》ばかり良くて……。

訪問の仕事を始めた当初は、家族としてはやはり入院を計らってもらいたいし、とにかく自分たちの苦労をアピールすべくいささか話を誇張していたのではないかと疑っていた。なるほど気持ちは分かる。無理もない。それだからこそこうしたギャップが生じているのだろう、と。

ところが、どの家を訪問しても、老人は落ち着いていることが多いのにわたしは気づくようになった。たんに家族が尾鰭《おひれ》をつけて認知症老人の問題行動を述べているだけではなさそうだとも思い始めた。そうなると、何か相応の経緯があって老人の精神状態が良い方向に転換したという話になる。いったいどんな経緯があったのか？　もしかすると、一週間という待機時間に重要な意味があったのではないのか。

結論から申せば、確かに一週間のあいだに大きな変化が起きていたのである。それを理解するためには、まず症状が悪化するメカニズムを考えなければならない。

たとえば夜になると認知症老人が夜間せん妄を繰り返すとしよう。老人は昼のあいだはうつらうつらしていて、そのぶん夜にはしっかり眠れず半覚醒の状態で混乱し騒ぎを引き起こす。いっぽう家族は、昼間は一所懸命に働いている。夜になれば疲れ果てて寝床に潜り込む。いや、むしろ倒れ込むのかもしれない。それなのに、故意にその安眠を妨害するかのように老人は騒ぎ出すのである。これでは家族としては、困るというよりも腹が立つだろう。老人はわざと安眠妨害をするつもりなんかなかろうが、家族としては気分的に「ふざけんな」といった気持ちになっていく。その気持ちの裏側には、相談しようにも相談ができなかったり、医療も十分な対応をしてくれなかったり、老人ホームの類も精神状態の安定しない老人は受け入れてくれない等の現状に対する怒りや絶望があるはずだ。結果的に家族は苛立ちを隠せなくなる。認知症老人に悪意がないことは分かっていても、つい老人に向かって怒鳴りつけたり、あるいは叩いたりしてしまうことすらあるかもしれない。そうなると自己嫌悪によってますます家族の苛立ちは高まる。

家族が苛立つということは、すなわち家の中の空気が緊張することである。ぴんと張り詰めた空気は、ただならぬ雰囲気をもたらす。不安や息苦しさが立ち上がり、緊迫感が広がる。そうなると認知症老人は、なるほど理知的な部分では能力が大きく損なわれていても、緊張した空気を肌で感じ取るといったことにはむしろ一層敏感になっているものである。つまり家族の苛立ちは、家の中の緊張しきった空気というものを介して老人を追い詰める。混乱させる。そうなると老人の問題行動はよりエスカレートし、するとさらに家族の苛立ちも増し、家の中の空気の緊張感は高まる——そのような悪循環を呈することになる。そしてどうにもならなくなった時点で、センターにSOSを兼ねた訪問依頼が届くわけである。

それまでは、もはやどうにもならない、お先真っ暗だと家族は絶望していた。それがために怒りや絶望が彼らを支配していた。空気がぴりぴりとしていた。けれども、センターから医療チームが来て見立てをしてくれ、入院への道筋もつけてくれるらしいとなると、ほんのわずかながらも光が見えたような気分になるだろう。まさに希望の光である。そのことによって、家族の心にはいくぶんなりとも余裕が生じる（多少なりとも普通に戻る、と表現しても良いかもしれない）。それは取りも直さず家の中の空気の緊張度の低下につながるだろう。そうなれば、それに呼応して認知症老人の問題行動もいくらかマイルドになる。騒ぎ方が少々治まる。おかげで家族の間では翌朝こんな会話が交わされることになるかもしれない。「昨晩はおじいちゃん、あんまり騒がないでくれたので、久しぶりにわたしたちはゆっくり眠れたわね」。

つまりそれまでは悪循環に支配されていた家庭内の状況が、今度は好転への循環へと逆転する。徐々に空気の緊張度が弛み、老人と家族との相互関係が改善し、それゆえにわたしたちが訪問するちょうど一週間目には、認知症老人もかなり落ち着きを取り戻していた（同時に家族も精神的余裕を取り戻していた）ということになるわけである。

家族に精神的余裕を与えるということ

わたしが訪問する前に、既に認知症老人が落ち着きを取り戻していたというそのメカニズムが分かったとき、精神科医としてかなり大きな衝撃を受けたのだった。

医師は、どうしても患者そのものを前にしないと気が済まないものである。しっかりと本人を眺め、語り合い、診察をしないと治療なんか始まらないといった気持ちがある。だが現実にはどうであっただろうか。老人とは顔を合わせてもいない。ましてや薬を処方するとか、入院させるとか、具体的な対応法を家族に教えるとか、そういった医療的なアプローチは一切行われていなかった。にもかかわらず、まぎれもなく認知症老人は精神状態が改善していた。では一週間の間に家庭内で起きたことでもっとも重要だったのは何だったのか。

家族の精神的余裕――これこそが本質だったのである。老人と会い、老人に具体的な援助を施さなくとも、一緒に住んでいる家族の心を安定させれば、それはそのまま老人の心にそっと優しく働き掛けるのと同じ効果をもたらすのだ。考えようによっては遠隔操作のようなものであろうか。無理に老人に会わずとも、まずは家族の心に余裕を与えれば、ドミノ倒しのようにやがて老人も救われる。しかし往々にして医療者はなぜか「患者のためには家族がいくらか犠牲になっても仕方がない」といった発想をしてしまう。でもそれはおかしい。家族が楽にならなければ、家の中の空気は緊張したままで不幸しかもたらさないのだ。「まずは家族を救え！」

という発想があっても、それは決して見当外れではあるまい。

家族に余裕を取り戻してもらうには、さまざまな援助の形を提示しその実現について尽力する――すなわち「希望」を指し示すことが大切だ。でもそれだけでは十分でない。家族のつらさや苦しさ、うんざりした気分、感情を抑えきれなかった家族自身が抱え込んだ罪悪感、悲しみ、無力感、そうしたものを語ってもらい、受け止めることが必要だ。家族なりの苦労や努力をねぎらい、共感と理解を示す。さらに家族は、自分たちの状況が世間的には「ありがち」なのか、それとも「特異なケース」なのかを知りたがる。彼らは事実上孤立していた。孤立したまま途方に暮れていた。だからこそ、認知症老人と暮らす家族として、自分たちは「まとも」なのか「おかしい」のかを確認したいのである。今までは老人の問題行動で頭がいっぱいだったけれども、一段落つけば、自分たちが普通か否かを確かめずにはいられない（十中八九は、悪循環に陥ったというプロセスも含めたうえで、普通の範疇である）。そこでこちらが客観的視点を提供することで、やっと家族は余裕を、「普通」を取り戻せる。

さてこのようなメカニズムは、認知症のケースのみで成り立つわけではない。たとえ服薬が治療のメインとなっている精神疾患患者であろうとも、家の中の空気の緊張度が高いがために病状が安定しない症例はいくらでもある。病気のレベルには達していないケースでも、当人と家族とが不安や苛立ちを介した悪循環によって不幸せな状況に陥っている場合は珍しくない。

個人的意見を述べるなら、世の中に完璧な家族など存在しない。どこの家も、多少なりとも「普通」「当たり前」からずれている部分がある。しかしある程度までは、分別と「風通し」の良さを維持することで健全度はキープできる。だが家庭の密閉度が高まり、家の中の空気が淀むと、家族病理がたちまち析出してくる。

虐待や家庭内暴力、依存症、摂食障害、引きこもり、神経症の一部などは、いわゆる家族病理の具体例と見なされているが、それらにおいて患者本人は問題意識を持たなかったり、SOSを発しない場合が少なくない。つまり、本人へのアプローチが難しい。さもなければ、長期化し深刻な事態を招きやすい。そうしたときには、まず家族に余裕を取り戻してもらう（ないしは我に返ってもらう、普通の状態に戻ってもらう）ことからスタートするのが、リアルかつ効果の期待し得る方策となる。わたしが痴呆老人訪問班の活動で学んだのは、そのようなことだったのである。

引きこもりの場合

引きこもりについては、既にF君一家のケースを紹介した。F君なりの都合で引きこもったり暴れたりしていたわけだが、そのような状況を継続させる要因としては、両親がF君という「夫婦で団結しなければ向き合えない存在」を必要としていたという経緯があった。だからこれはきわめてシリアスであると同時に、両親とF君とで無意識のうちに演じられていた茶番という側面もあった（これを共依存と呼ぶが、次章で説明したい）。したがってF君の引きこもりを何とかしようと思ったら、当人のみならず両親へのアプローチも欠かせない。ただ、実際には両親は「引きこもっているのはFであり、わたしたちはむしろ被害者である」といった主張をしがちであるが。

ここで引きこもりについて、私見を述べておく。

まず最初に、引きこもりを「空間の問題」とは考えるべきでない。空間の問題と捉えてしまうと、ならば無理にでも部屋から引きずり出せば良いといった発想につながりかねない。さもなければ、そもそも個室なんかを与えるから引きこもりなんて問題が生じるのだ、といった発想に。

なるほどそれは一理あるかのように思えてしまうかもしれないが、現実には空間の問題ではない。引きずり出しても、病理は形を変えて出現するだろう。根本的解決にはまったくつながらない。

ではどう考えるべきか。「時間の問題」と捉えるべきだろう。引きこもるというのは、流れつつある時間を止める・停滞させる営みなのだ。引きこもっている本人たちは、べつに引きこもることが彼らの悩みや苦しみ（イジメとか友人関係のトラブル、恋愛、成績や進学、自尊心や充実感に関わる事柄等々）を解決してくれるとは思っていない。ただし今現在、自分は悩みや苦しみに立ち向かう精神的余裕がない。だからとりあえず引きこもって時間を停止させている。ゆっくり心を休め、態勢を立て直し、エネルギーを溜めるためのピット・インのつもりなのだ。

しかし引きこもりはそれが長引けば長引くほど、もとの社会生活への復帰が難しくなる。学生ならば勉強が遅れてしまうし、クラス替えがあったらもはや教室は見知らぬ人間ばかりの場所になってしまう。数日喋らずにいると、声が掠《かす》れて喋るのがスムーズにいかなくなる。夜にそっとコンビニへ行こうと外出をしてみたけれども、（運悪く）近所の人と出会って挨拶をされたとする。自分も挨拶を返そうとしたのに、咄嗟《とっさ》には声が出ない。結果として、相手を無視する態度を取ってしまった。こんな些細なことでも、当人には自己嫌悪の原因となりかねない。世の中が馴染み難くなっているところに加えて、いよいよ世間が苦手になってしまう。段々と社会が恐ろしくなってくる。一時的なピット・インのつもりが、以前へと復帰するには途方もなくハードルが上がってしまっている。こうして当人は動きが取れなくなる。

おそらく当人は、「こんなはずでは……」と困惑している。他人からすれば、「とにかく部屋から出て、ちょっと勇気を振り絞って学校（職場）に行けばいいんだよ。それだけのことじゃないか」となるが、もはや当人は現状を把握しきれなくなり、家の外に対しては不安や戦慄しか感じられないだろう。時間の停止した自室に逼塞する以外に、なすべき策は思いつかなくなってしまう。

こうなると、当人は味方ないしは理解者なんて誰一人いないように思えてしまう。孤立無援と感じてしまう。本当はそんなときこそ家族が応援してくれるべきだろう。が、家族もまた当人がなぜ引きこもったかが分からないまま棒立ちになっている。総じて家族は、以下の三つの態度のどれかを示すだろう。

①うんざりしたり、立腹する。
②心配でおろおろしたり、当人の顔色を窺おうとする。
③家族のほうが罪悪感に駆られ（育て方を間違えた等と考える）、まるで贖罪をしているかのような陰鬱な日々を送る。

もし①の場合は、引きこもり本人が「俺が悪いんじゃない！」と逆ギレしたり、家族に対して被害者意識に駆られてしまいかねない。②は、引きこもり当人が自分の情けない気分や不甲斐なさを家族の姿に見出して、なおさら遣り場のない怒りに駆られる。③においては、これもまた引きこもり当人が自身の罪悪感や申し訳なさを痛感させられ、ますます鬱屈してしまう。

いずれにせよ、①~③によって引きこもり当人と家族との間に悪循環が生じてしまう。

こうなったら、家族が態度を変化させるしかない。いや、その前に家族が精神的余裕を取り戻す必要がある。そのためには、家族が専門家に相談したり家族会に参加することで精神的視野を広げ、希望を持つことが重要になる。そして焦らないことである。確かに引きこもりはある日いきなりスタートするだろうが、そこに至る準備が整うまでには長い月日(もしかすると幼少期以来の)を要している。ならば引きこもりが解消するまでには、やはり同じくらいの時間が掛かっても仕方があるまい。

わたしの手元に一枚の切り抜きがある。二〇〇一年九月二九日付の『朝日新聞』の投書欄で、母と娘の二人暮らしの家庭で娘が長期間引きこもり、でも最近になって雪解けが訪れた。その顛末を、第三者が紹介しているのだ。二〇年も前の話だが、現在でも十分に通用するので、参考のために一部を引用してみる。

……立ち直ったきっかけは、「母が趣味を楽しみ出したこと」と言う。今まで娘にばかり集中していた母が山歩きをはじめ、生き生きしだしたらしい。一人で山に登り、さりげなくお土産を買って来てくれる母親を見ていて、「みんな結局は一人なんだ。でも、母は私が歩き出すのを待っていてくれる」と実感したそうだ。

おそらく母は、①〜③のどれかを示していたのだろう（これらは互いに移行し得る。どうも最終的には③に落ち着くケースが少なくないようだ）。しかしもう母も疲れてしまったのだろう。居直り半分で「もう、わたしはわたしなりに楽しく生きるんだ。暗い表情を浮かべていても何もならないのだから」と腹を括ったのだろう。そのことによって、母の心には余裕が生じた。家の中の緊張感や暗さが薄らいだ。わたしの経験からすると、引きこもり当人にとっていちばんキツいのは家族への罪悪感である（しかもそれは自力での払拭が困難なので、とても厄介である）。母が山歩きという趣味を見つけ生き生きすることで、やっと娘はその罪悪感から解放されたのだろう。そうして、引きこもりに雪解けが訪れた。

やはり家族の精神的余裕は問題解決の重要な手掛かりなのである。

なおここで、またしてもF君のケースに言及しておきたい。F君の引きこもり・家庭内暴力のおかげで、皮肉にも両親は夫婦仲を取り戻すことができた。そして、彼らは二次的に精神的余裕を得ることができたのであった。しかし、だからといって両親の精神的余裕がF君を救うこと（問題解決）に寄与はしなかった。なぜなら両親は無意識のうちにF君の引きこもり・家庭内暴力の存続を望んでいたと思われるからだ。彼らの精神的余裕は、F君を「夫婦共通の敵」とみなすことで維持されていたからである。

ひとくちに精神的余裕と称しても、その言葉だけを鵜呑みにしてはいけない。もしそれが相手の幸せを願わない心性の上に成り立っていたとしたら、治療的な意味など生ずるはずもないのだから。

第七章　これは病気なのか

幸福の追求

精神科医療が目指すのは、病んだ心を改善することである。心の不具合によってつらい思いをしたり、本来のその人らしさを失ってしまったり、判断力が損なわれて人生にマイナスな結果が生じたりしないようにする。支えはしても、主義主張の押しつけはしない。心の原状回復（この点については、次章であらためて論じる）と、その人にとっての幸福の追求を可能な限り支援するのが、治療というわけだろう。

だが実際には、話はそうシンプルにはいかない。たとえば躁状態の人。彼らはほぼ一〇〇パーセント、今こそがベストコンディションだと言い張る。だから「心を原状回復する」なんて断固拒否するだろう。余計なお世話だ、と。ならば本人の言い分を尊重すればそれで良いのか。

そうではあるまい。本人は心を病み、現状を冷静に吟味したり判断することができなくなっている。放置したら、みすみす本人がまずい立場に追い込まれるのを看過することになる。だがそんな言い方自体が、あたかも精神科医が「オレの言う通りにすれば間違いないんだ」と全知全能を気取っているかのように映るかもしれない。精神科医という存在そのものに反感を覚える人たちが一定数いるが、もしかすると彼らはそのような「全知全能を気取っているかのような姿」――パターナリズム（家父長的温情主義）めいたものを嫌悪し憎んでいるからではないだろうか。

傲慢さに陥る危険を回避すべく、精神科医はパターン（pattern 様式・類型）を重視する。過去の知見の集積として、このような症状の場合はこうした病理が考えられ、こんな状況においてはたとえ本人の言い分を斥けてでも原状回復させるべく関与するのがベストである、といった具合にさまざまなパターンが臨床の現場から抽出されている。そしてそのようなパターンは、常にさまざまな考えを持ちさまざまな立場に立った精神科医たちによって検討が行われている（医者同士の立ち話レベルから医局の症例検討会、学会、論文発表、他職種との交流などで）。そのような形で、精神科医の誠実さ（の一部）は担保される。

では幸福の追求についてはどうだろうか。

神経症の人たちの一部は、病んでいるのはつらいと語るものの、病んでいるがゆえにノルマが免除されたり同情されたり特別扱いされること（疾病利得）のほうに価値を見出す。そうなると、表面的には治療を望むが、本心では治ることを拒んでいることになる。つまり病気であるほうが幸福だというわけである。

実際のところ、精神科医として臨床に携わっていると、いったいこの人にとって幸福とはどのようなものなのだろうと困惑させられることが稀ではない。そこが難しくもあり、また興味深くもある。ステレオタイプな幸福なんて、通用しないケースがいくらでもあるのだ。

そうしたケースの代表例が、共依存であろう。

まず、共依存とはどのようなものか、わたしなりに定義してみよう。

《共依存》:困らされたり憎んだり〝うんざり〟しつつもなお、その相手との密接な関係性を絶ちきれないまま、延々と現状維持の不毛な人生を送っている状態。あえて言うなら、腐れ縁。

右の定義を読んで、シニカルな人は、長年連れ添った夫婦の多くもその関係性は腐れ縁に近く、となれば、それはもはや共依存と同じではないかと指摘するかもしれない。共依存なんてちっとも珍しくないじゃないか、たぶんあなた自身もそうなのではないか、と。

この指摘は当たらずとも遠からずだろう。関係性を解消するには覚悟が必要だ。波風が立つし、面倒でもある。せいせいする側面があるいっぽう、マイナス面もあれこれと生じるだろう。そんな場合には、「とりあえず」今のまま様子を見るというのが大人の考え方とされている。そして大きな声では言えないけれど、様子を見つつ、なし崩しに死を迎えるのが無難な人生である、と。

でも、やはりものごとには限度がある。もはや異常と呼ぶべき関係性というものがあり、それが歪んだ形で幸福の追求と絡み合ってしまっているのだ。

健気な妻

共依存のサンプルとして挙げられがちなのは、アルコール依存症の夫と、その妻という関係のありようである。

夫はアルコールなしではいられないどころか、酔うとトラブルを起こす。感情を抑えられなくなって喧嘩をしたり、店で暴れて警察に保護されたりする。財布やスマホを無くしたことも再三である。同僚へのパワハラやセクハラで窮地に立たされたこともある。結局、転職を余儀なくされて、その度に給与は下がっていく。友人も離れていく。すると鬱憤晴らしなのか自己憐憫なのか、またしてもアルコールに走ってトラブルを繰り返す。自宅では妻に当たり散らしたり、DVに至る。せっかく妻が用意した夕食をテーブルから払い落としたり、家の中を滅茶苦茶に破壊したことすらある。

こんな夫に、妻が愛想を尽かすのは当然だろう。夫も酔っているときには「さっさと出て行け！」などと暴言を吐く。でもアルコールが抜けると、人柄が変わる。これからは心を入れ替えて頑張るだとか、もう酒なんか飲まないとか、苦労ばかり掛けて済まないなどと「しおらしく」なる。久々に素面で勤務先から帰ってきて、おまけに「お前に似合うんじゃないかと思って」などと照れながら、デパートで買ってきたスカーフを妻にそっと手渡したりする。すると妻のほうは、「ああ、この人はお酒さえ飲まなければ、いい人なんだ。でも生き方が下手で損ばかりしている。わたしが見離したら、この人を救う者はいなくなってしまう」などと、安っぽいドラマの登場人物になったような気分に陥り、ますます夫に執着してしまう。「夫は本当は優しくていい人」といった設定にいじましい満足を覚えつつ、妻はこの駄目夫を支え続ける。

この夫婦を客観的に眺めれば、彼らは明らかに不幸と言うべきだろう。

まず、夫はアルコール依存症であること自体が不幸だ。心は荒廃が進み、生活レベルはどんどん下がり、身体にも影響が及び、他人からは忌避されつつある。明るい未来など望むべくもない。妻はどうか。まともな男性と結婚していれば、こんな大変な生活を強いられたりはしなかっただろう。DVすら受けているのである。最低人間の夫に振り回されているだけだ。

では彼らの心は隅から隅まで不幸で塗りつぶされているのだろうか。主観的にも不幸そのものなのだろうか。

なるほど夫は酒に溺れている。アルコールによって安直きわまりない現実逃避をしている。しかしそんなことがいつまでも可能なのは、妻が彼を支えてくれているからだ。常識的には愛想を尽かして縁を切ってしまいそうなのに、なぜか彼女はDVをも我慢し、夫の尻拭いすら厭わない。結果的に、妻は夫の「安直きわまりない現実逃避」を可能にすべく奮闘してくれている。そんな応援団がいるなんて、この夫はむしろ幸福なのではあるまいか。

妻のほうはどうだろう。懸命に夫を支えてはいるものの、見返りなんかなさそうではないか。

だがそのような理解は、人間観察として皮相に過ぎる。妻にはしっかりと見返りがあるのだ。

何よりも、彼女は夫に必要とされている。「わたしが見離したら、この人を救う者はいなくなってしまう」という形で、彼女は必要とされている。もちろんそれに対して「いや、利用されているだけじゃないか」とツッコミを入れることは可能だ。しかし彼女としては、あくまでもこの夫と生きていくことを自ら選択したのである。騙されているのではない、自分はそんな愚か者ではない。むしろ、世間が見逃しているこの夫の「良いところ」をちゃんと見抜いている賢者なのだ。それゆえに自尊心も芽生えるし、夫を支えることを通じて世間を見返してやれそうな気すらしている。

人は誰かに必要とされなければ、生きていくのがつらくなる。自分の存在意義が分からなくなりかねない。そして、できればドラマチックな形で自分の価値を確かめたい。そうなると、夫が駄目人間であればあるほど、妻の心の中では自分自身の存在価値が高まるのだ。しかも、自分は能天気でお気楽な主婦たちとは違って修羅場を生き抜いているのだという自覚が、屈折した誇りにつながる。中途半端で生温い幸せに甘んじている連中よりは、よほど自分はしっかりと生きているのだ、と。——そんな調子で夫と妻はお互いを必要としつつ、アブノーマルな現状を延々と継続していくことになる。

知らぬ仏より馴染みの鬼

もちろん、いつも妻が健気でいられるとは限らない。ときには心が折れたり、弱音を吐きたくもなるだろう。うつや不眠なども伴いがちだろう。将来だって不安だ。そのような妻がわたしの外来に相談に来たとしよう。どうやったら夫のアルコール依存をやめさせられるでしょうか、わたしはもう疲れ果ててしまいました、と訴えてくるわけである。

依存症は、強制的な治療を試みても意味がない。当人は反発し、ますます依怙地になるだけだ。心の底からやめようと思わない限り（しかも、思い続けない限り）、酒はどこでも手に入る。夫の心を入れ替えさせるのは至難の業だ。したがって妻だけが相談に来たとしたら（夫が相談に来ることは、まずない。内科を受診することはあるかもしれないが）、夫への直接的なアプローチは後回しにする。差し当たって妻と夫とが共依存関係にあることを理解してもらう（この時点で、腹を立てて帰ってしまう妻も稀ではない。ワタシは被害者なのであり、自分に非などありません！と）。さらに、たとえば彼女が酒による夫の不始末を尻拭いしたら、それは夫に対して「わたしが何とかしてあげるから、あなたは存分にアルコールに溺れていいのよ」というメッセージになってしまうといった具合に、共依存者間でのコミュニケーションで生じがちな誤りを指摘するだろう。そして妻を支え、夫に対する適切な対応を学んでもらうために、家族会や家族専門のミーティングへと案内するだろう。それでも問題がどうにかなるまでは一〇年以上を要しても不思議ではない。

というわけで、一通りのレクチャーをしたあと、わたしは「これは個人的な意見ですけど」と前置きをして、離婚をしたほうが賢明だろうと提案する。いつまでもアルコール依存の夫なんかに付き合っていたら、妻は自分の人生を棒に振ってしまいかねない。夫に対して義理なんかないのである。妻の応援を失って、最悪の場合、夫は孤独死とか心身の破滅もあり得るだろう。だがそんなことに責任を持つ必要なんかないのである。夫が妻を不幸にする権利なんかない。一切ない。もしも気が咎めるようだったら、あなたはアルコール依存症であり治療が必要だとはっきり伝え、そのうえできっぱりと離婚すればいい。

そのように提案すると、多くの妻は賛同する。「やはりそうですよねえ」と。家に帰ってじっくりと考えてみますと言うのである。にもかかわらず、わたしは実際に離婚へ踏み切った妻を見たことがない！　なぜなのか。

それだけ共依存を解消するのは難しい。今までの「歪んだ幸せ」を手放した場合、それに代わるものをすぐに手に入れられるかといえば、難しいだろう。新しい生活を地道に送ることで、相応の「誰かに必要とされる」「承認される」「生きている手応え」が次第に生まれてくるだろうが、それはいきなり手に入るものではない。しばらくの間は、寄る辺なく虚無感に満ちた生活を強いられるだろう。その「しばらくの間」を耐えるぐらいなら、今のままのほうがマシと思ってしまうほうがむしろ普通なのである。そこには理屈など通用しない。さらに、離婚をするとしたらそれに伴うさまざまな面倒が待ち受けている。そもそも離婚話を切り出すこと自体が気の重い作業であるし、お金のことや子どもの親権、引っ越しやその他あれこれは、考えるだけでもう億劫きわまりない。

人はいきなり生活を変えることに躊躇する。それは一種の賭けであり、不安を伴うからだろう。もちろん想像においては、新しい生き方へ一歩踏み出すことには憧れる。過去を捨て去って、新しい自分になることを切望する。でも現実においては、今を変えることには「ためらう」のが普通だ。不平不満を口にしながらも、現状維持でだらだらと過ごしていくのが大部分の人たちである。

諺に「知らぬ仏より馴染みの鬼」というのがある。仏は良いものであるが、初めてであれば気後れして近寄り難い。鬼は悪いものであるが、見知っていて馴染みがあれば、仏なんかよりもよほど気が楽である。すなわち、意味としては「たとい悪人でも懇意な人のほうが、近づきのない善人よりよい。」（『実用・ことわざ慣用句辞典』三省堂編修所編、三省堂一九八九）ということであるが、そのような心性は、まさに共依存に安住してしまいがちな心理と重なっている。そしてこの諺を思い出すたびに、わたしは人にとっての幸せとは何なのだろうと考えずにはいられなくなる。

毒親

ことにSNSではすっかり定着した言葉に「毒親」というものがある。子どもの精神的な成長や独立を（無意識のうちに）妨げようとする親のことを指し、親本人にはそのような自覚がなく、また子どものほうもいつの間にか「生きづらさ」を身に付けてしまって当惑するといった意味で、きわめてシリアスかつ厄介な問題である。第三者から見れば毒親に相当する人物が、遡ってみれば毒親に育てられていたという負の連鎖も珍しくなく、毒親＝悪と見なして糾弾すれば済むような簡単な話ではない。

毒親を理解する場合にも、その補助線には共依存という概念が有効だろう。

おしなべて毒親は、過干渉・過保護であったり子どもをコントロールしたがる。その際に、「あなたのためを思って」「あなたはまだ子どもだから分からないのよ」などと恩着せがましい言葉を添えるのが通常である。子どもとしては、そのような言葉を親から発せられたら逆らいようがないではないか。もし逆らったら、それは親の愛や思いやりを踏みにじる行為であり、すなわち「悪い子」になってしまうから。

ではなぜ毒親は過干渉・過保護・コントロールに走りたがるのか？　親としては、そのように振る舞うことが社会から求められていると信じている。それが子育てというものであり、親の義務でもある、と。すなわち、子を支配することによって自分の存在意義を実感できる。子を支配することで自分は世間から承認され（ときには熱心な親として賞賛され）、またいずれ子も感謝することになるだろうと（勝手に）考える。まあ、ある程度の干渉や保護やコントロールは必要だろう。相手は未熟で無知な子どもなのだから。だが毒親が毒親であるのは、たとえ無意識であろうと、自分自身を満足させるための道具として子どもを利用するところにある。なぜなら、毒親が子どもを利用し尽くすためには、子が精神的に成長し独立していくことを阻む必要が出てくるからだ。ため息をつきながら「やはりわたしがいないと駄目なのねえ」と子に告げることこそが、毒親にとってもっとも満足のいく瞬間だからだ。それがいつまでも続けば、毒親にとっては生き甲斐が終わることなく持続する。

子どもとしては、親を喜ばせ認めてもらうことが最優先の課題となるだろう。それが上手くいけば自分は愛される。安全と安心が保証される。すなわち、毒親は共依存を強制する。それが唯一の生きる道であり、そこから外れれば罪悪感と不安とが生じるように仕向けてしまう。

親の支配下にあることが善であり安心だとインプットされてしまえば、そこから抜け出すのは至難の業となるだろう。思春期になったあたりから、子は独立しなければと思うようになる。反抗心も高まってくる。もはや自分はガキではないと思うようになる。だが既に親の支配下で唯々諾々《いいだくだく》と生きることに慣れてしまっている。自立するためのスキルも覚悟も不十分だ。そんな状態で自立を試みても失敗するだけだろう。そして失敗した子どもを、毒親は温かく受け入れてくれる。「ほら、やはりわたしがいないと駄目なのねえ」と、会心の笑みを浮かべながら。

ある意味で、毒親に育てられた子どもは優し過ぎるのである。捨て台詞を吐き、中指を突き立てて親を「捨てる」ことができない。親に祝福された形でなければ独立ができないのである。そして親もそこにつけ込むわけである。

成人し、物理的には親から離れても、子どもたちは毒親の支配から逃れられない。常に「心に棲み着いた毒親」の顔色を窺い、忖度《そんたく》を続ける。それは不自然な生き方であるから、必ずや人生に不協和音や軋みが生じる。にもかかわらず共依存のメカニズムを自覚するのは難しいから、戸惑う。その戸惑いは不安や「うつ」、パニックや不眠や摂食障害などに形を変えて当人を苦しめる。人付き合いにおいても、「心に棲み着いた毒親」との関係性を再現するような人物に惹かれてしまう。すなわち、共依存となるような相手を求めてしまう。

これは病気なのか

共依存は、いきなり問題の核心として登場することはない。夫のアルコール問題であるとか、さきほども述べたように不安や「うつ」、パニックや不眠や摂食障害などの形で析出する。なるほどそれらは病気であり、それなりの治療法が用意されている。だがそれらを治療すれば、あっさりと問題解決とはならないだろう。むしろ、普通だったらもっと簡単に治るはずなのに効果が上がらないといったあたりから、次第に背景としての共依存が透けて見えてくる。

　では共依存は病気なのだろうか。いささか逆説的な言い方をしてみるなら、共依存は幸福を、心の平和を実現するためのひとつの戦略でありパターンである。ただしそれが問題となるのは、他人を道具のように利用する（しかもその結果としてダメージを与える）というプロセスが含まれているからだ。けれども利用された側がダメージを受けたと思わない・気づかないケースが多いことも事実である。そうなると共依存は問題として浮かび出てこないほうが多いと推測される。いや、実際にそうなのである。また共依存の治療というのが難しいのは、諺の「知らぬ仏より馴染みの鬼」に絡めて説明した通りである。結局のところは、メカニズムを理解してもらい、もっと別な人生の選択肢を探してもらうしかない。あとはそうした営みに伴う心の苦痛を和らげるべく寄り添うだけである。

　個人的には、共依存とは病気というよりは、人間の業とか原罪に近い性質のものであるような気がする。

金ピカ先生

　自暴自棄というのは、なかなか不思議な態度であり行動である。たんに諦めたり絶望するだけではない。破滅や破局を早めるべく、わざわざマイナスの結果をもたらす振る舞いに走ってしまう。そこには自殺に近い心性があるようにも思えるし、歪んだ美学のようなものが働いているようにも見えるし、素直に助けを求められないがゆえの不器用なデモンストレーションのようにも映る。

ギャンブルで負け続けているときには、引き際が肝心となる。意地になると、ますます傷口は広がる。手許に残っている金をすべて賭けて「一発大逆転だ！」などとヒートアップすると、ほぼ一〇〇パーセント、一文無しとなる。ものごとが上手くいかないときにこそ、その人の心にどれだけの度量があるかが見えてくる。

人間は常に最適解を選ぶとは限らないし、最短距離を歩くとは限らない。だからそこに味わいとか深みとか、思わぬ可能性とか予期せぬ効果が生まれる。とはいうものの、不合理を選ぶにも限度というものがあるだろう。

さて、かつて金ピカ先生と渾名《あだな》される予備校の先生（英語担当）がいた。本名は佐藤忠志。一九五一年生まれでわたしと同じ歳になるので、いささか複雑な気分にさせられる。彼は二〇一九年九月二四日に孤独死をしているのが発見されたからだ。

慶應義塾大学法学部政治学科を卒業、筑波大学の大学院を経て二六歳から代々木ゼミナール（当時はもっとも大手で、また商売上手な予備校であった）の講師となった。教え方が上手いだけでなく、短く刈り上げた髪に「もみあげ」だけを長く伸ばし、真四角な顔で目はくりくりと大きく愛嬌があり、身体は背が低く小太り、服装はマンガじみた派手な柄のスーツで腕時計は金ピカの高級品、といった具合でさながらコントに登場するヤクザのようであった。しかも講義中に模造の日本刀を振り回すなどの派手なパフォーマンスで受験生たちに大変な人気を博した。当初はヤッちゃん先生と呼ばれ、やがて金ピカ先生という名称が定着した。三七歳のときに東進ハイスクールへ移籍、テレビのバラエティ番組などにも出演し、全国的な人気者となった。時代はバブル景気の真っ最中であり、年収も二億円を超えたという。高級車やクラシックカーを買い漁ったり、浪費もまた派手であった。

四一歳で予備校講師を引退、タレント活動に本腰を入れ、また教育評論にも進出を図ったものの、やはり予備校講師を離れてからは人気が下降線を辿り始めた。五〇歳で参議院議員選挙に自民党公認で立候補（比例区）するも落選。五七歳になると、鹿児島の種子島の西之表市市長選挙にいきなり無所属で立候補。この際には、届出名を本名ではなく「金ピカ先生」として物議を醸した。しかしこれもまた落選。この頃から彼は完全にツキに見離されたようである。糖尿病の悪化、脳梗塞や心筋梗塞で倒れる等が重なり、身体は一気に衰弱する。収入が激減するも浪費癖は直らず、六五歳において高級車（一億円）の購入を巡って妻と対立、リハビリ等を含め長年支えてきてくれた妻とも別れ、子どもはいなかったので独り暮らしとなった。

もはや過去の人となり仕事もない。朝から焼酎を飲み、食事はろくに摂らず、健康に気を配ることもなくなり、チェーンスモーキングをしながら独りでぼんやりと毎日を過ごすようになる。身なりに気を遣うこともなくなった。金も底を突き、生活保護に転落する。自暴自棄としか思えない不健康でだらしない生活の挙げ句（亡くなるおよそ一カ月前に、あの人は今といった趣旨のインタビューを『週刊現代』から受けているが、その際には「（いまの自分は）生きる屍。やりたいこともなければ、なにもしたくないんだ」と語っている。かつての面影をまったく留めない、衰弱して痩せ細った姿だった）、二〇一九年九月二四日朝にデイケアセンター職員の訪問によって孤独死が判明したのだった。

　おそらく種子島の市長選で大敗したあたりが、本格的な転落の始まりだったのであろう。わざわざ金ピカ先生の名で（しかもあまりに唐突に）立候補したのは、いまだに自分には過去の栄光が輝き続けているのかどうか――そのあたりを賭けでもするような調子で確認してみたい気持ちがあったのではあるまいか。だが、既にオーラは消え失せていた。賭けには負けたのである。その失意が一挙に身体の不調を招き寄せ、さらには自己肯定の手段としての浪費癖をやめられず、その苦い事実を指摘してくれた妻が去って本当の孤独に立たされてから、いよいよ自暴自棄が加速したのだろう。いやはや呆気《あっけ》ないものである。

　わたしの人生は金ピカ先生とは似ても似つかないけれど、同じ歳ゆえに彼の惨めな死には少なからず衝撃を受けたのだった。

セルフネグレクト

晩年、妻が去ってからの金ピカ先生は、いわゆるセルフネグレクトの状態に陥っていた。セルフネグレクトは自己放任とか自己放置などと訳されるが、おそらくカタカナのままこれからも用いられていく用語と思われる。定義も確定したものがないので、わたしなりに説明をしておく。

《セルフネグレクト》：状況改善への努力を放棄したり、援助の拒否によって、みすみす自分自身の健康や安全を著しく損ねていってしまう生活態度。

なお自殺は、自らの命を「積極的に」絶つからセルフネグレクトとは一線が引かれる。セルフネグレクトには、成り行き任せという「無気力なのか途方に暮れているのか捨て鉢なのか分からない」――そんな不可解なトーンがしばしば漂う。

四つくらいに分類できると思われるので順次説明していこう。

①無頓着タイプ　未治療のまま放置された統合失調症とか、軽い認知症などの独り暮らしでときおり見られる。最低限の生活（ホームレスよりややマシな程度だが）はどうにか送れている

ものの、あまりにも不健全で荒廃した暮らしぶり（衛生観念がゼロであるとか、健康を度外視するとか、暑さや寒さを無視するとか、電気ガス水道がストップしても意に介さないとか）が異様である。不便かつ惨めであるにもかかわらず当人の超然とした態度とのコントラストが顕著で、他者との交流はないどころかむしろゴミ屋敷状態であるとか奇行等によって近隣から忌避されがち。もちろん援助など拒否し、といって強制的な入院の対象にはならず（緊急性がないから）、周囲としては当惑せざるを得なくなる。

②茫然自失タイプ　他人へ相談を寄せたりＳＯＳを出すことができず、また他者との絆も失われているために、追い詰められた状況になっても棒立ち状態となってしまい、手を拱《こまね》いたままひっそりと自滅していく。たとえば引きこもりが遷延《せんえん》して中高年に達してしまい（いわゆる八〇五〇問題）、遂には親が亡くなってしまった場合、同胞や親族がいれば（そしていくらかでも心配をしてくれれば）どうにかなろうが、下手をするとこのタイプに陥ってしまう。最低限の社会的なスキルすら身に付けるチャンスがなかったり（そんなことがあり得るのかと読者は訝るかもしれないが、前章で書いたように常識的にはあり得ないはずの近親相姦だって決してレアではないのだ。閉塞した家庭の中では、どんな奇異なことだって生じるのである）、発達障害（ＡＳＤ）的なハンディを抱えていたり、ある種のトラウマから他人に頼ること自体が死ぬよりも苦痛だったり（こういった人に、なぜＳＯＳを出してくれなかったのですかと尋ねる

と、だって叱られると思っていたからです、などと「いじらしい」のかピントがずれているのか分からないような答えが返ってきたりする)、さまざまな原因が考えられる。
③自暴自棄タイプ　おそらく金ピカ先生はこのタイプだろう。最終的には「(いまの自分は)生きる屍。やりたいこともなければ、なにもしたくないんだ」と呟く。
④思い込みタイプ　おかしな予断や思い込みで、援助を拒否したり事態の改善を図らない。たとえば行政は自分を施設に放り込むに違いなく、そこでは刑務所と大差のない悲惨な生活が待っているとか、健康に問題があるが受診によって貯金が減るのが恐いとか(つまり健康よりお金が大事)、他人の世話になるのは恥であるとか、うっかり弱みを見せたら世間は寄って集って何もかもを奪うに違いないとか、そういった現実離れしたイメージに囚われている人は案外多い。ましてや孤独な状態で老いると、イメージは妄想がかってしまうことも珍しくない。

飽食の時代であるのに、ときおり住宅街の一角にある自宅で餓死をするといった事件が報じられる。独り暮らしの場合もあれば、老いた親子や姉妹のケースもある。助けを求めた気配はないし、その気になれば助けを求められたはずなのに、何もしていない。暴力や虐待の結果ではなく、みすみす餓えて死んでいくとはさすがに異常ではないか。

こうした人たちは、大概の場合、他人との関わりがない。隣近所とも付き合いがないし、昨今では町内会的なつながりも失われている。血縁関係も絶たれている場合が珍しくない。トラブルが生じない限り、警察や保健所が気にする可能性もない。

水道（最後のライフライン）が止められる時点で大丈夫なのですかと照会が行くかもしれないが、当人が「構いません。放っておいてください」と言えばそれで終わりである。ことに④の「思い込みタイプ」だったりすると、頑なに拒否の姿勢を見せたりする。その結果セーフティーネットの網目から漏れてしまうのだ。肥満を気にしている人が住む家の隣では、現実感を失ったまま自分の誤った思い込みによって飢え死にしていく人間が出現することになる。

晩節を汚す

まだわたしが若かった頃の出来事である。病院ではなく、保健所に近い位置づけの機関に勤めていた時期があった。当時の定年は何歳だったのであろう。六〇歳か。まだ六五歳定年にはなっていなかったはずで、もしかすると六三歳あたりだったかもしれない。いずれにせよ、わたしの上司（男性）には定年が迫っていた。

多少の癖があり、いささか強引なところもあったが優秀な上司であった。未熟なわたしにあれこれと指導してくれ、今でも深く感謝している。そんな上司が、定年の半年くらい前から微妙に人柄が変わった。

まず、怒りっぽくなった。もともとせっかちで短気なところはあったが、その延長とはちょっと違う。なぜそんなことに腹を立てるのかと首を捻《ひね》りたくなる場合が多くなった。しかも被害的なニュアンスが加味されるようになった。早い話が、お前はワタシを小馬鹿にしているだろう？　許さん！　といった調子になってきた。もともとわたしには慇懃《いんぎん》無礼《ぶれい》なところがあるらしいので、ことさら癇に障ったらしい。耳元で「後足で砂を掛けるような真似をするなよ」と囁かれ、思い当たるエピソードがないので困惑したことすらあった。「え、何のことなんでしょうか」と問い返したら、おそらく「自分の胸に訊いてみろ！」と声を荒らげたに違いない。

怒りの標的はわたしだけではなかった。親切な事務員とか、心理検査を担当している女性などにも妄想的な被害感情を抱くようになっていた。ただしその上司は、それなりに仕事をこなしているし、人前ではわたし（あるいは他の標的）に対して普通に振る舞う。一対一になると被害妄想と怒りを露わにする。そのあたりは、自分が常軌を逸していることを薄々自覚しているようにも思えた。

結局大きなトラブルには発展せず、そのまま静かに退職した。一年近くしてから、自身でクリニックを開いたらしい。そのクリニックに関して悪い評判は聞かないので、たぶん彼の被害妄想は鎮静したのだろう。まあそれはそれでめでたいことだが、退職直前の上司の変わりようはやはり異常であった。正直に申して、見苦しく痛々しいところがあった。いろいろと心残りや悔しい案件があったのかもしれない。でもそういったものをあえて飲み下してこそ、年長者たる人間の態度であるべきと思うのだ。彼の、結果的にはまことに陰湿な怒りの発散のさせ方には、それなりの業績があるにもかかわらず自らの晩節を汚す振る舞いだと思わせるところがあった。

定年後の夫

さて、その上司がいた職場で体験した相談ケースに、忘れがたいものがある。

問題の人物は、一流企業を課長の地位で定年退職して間もなかった。再雇用とか再就職の道は選ばず（選べなかった？）、自宅で何もせずに過ごしていた。子どもは独立し、夫婦二人住まいである。妻のほうは、カルチャーセンターの油絵教室に何年か前から通っており、かなり腕前が上達していた。したがって、夫は新聞を読んだりテレビを観ながら空虚な日々を過ごし（他人と交わるのは好まなかったようである）、いっぽう妻は家事のかたわら油絵にいそしむ充実した毎日なのであった。

画廊で油絵の発表会があり、そのときの写真を妻は夫に見せた。何枚かあって、そのうちの一枚には自作の絵を前に妻と油絵の講師とが並んで写っていた。講師は五〇歳くらいの痩せた男性で、いわゆるハンサムとか男前とは程遠い。ただし人の良さそうな表情をしていた。

この写真を見た途端、夫は「直感した」らしい。油絵の講師と妻とは男女の関係を結んでいる、と。つまり妻は浮気をしていると夫は主張する。いくら妻が否定しようと、直感に基づいた主張なのだから論破など不可能である。オレがこんなに苦労して働いてきたのに、お前は絵を学ぶなどとまことしやかなことを言って遊び回り、それどころか浮気までしやがって、と責め立てる。結局絵のサークルを妻は脱会したが、それでも夫の疑心暗鬼は止まらない。自分がヒマなせいもあり、妻を四六時中見張るのである。食材や日用品を購入するために妻がスーパーへ行くときには、夫は同行しない。そのかわり時計を取り出し、二〇分以内に帰って来い、そうでなければ浮気と見なす、などと居丈高に宣言する。夫の浮気に対する猜疑心はどんどんエスカレートし、いやむしろその疑惑によって自らの興奮を掻き立てるような気配があり、執拗かつ自分勝手なセックスをさかんに妻に迫るようになった。妻はそれが嫌で仕方がないが、断ったら激昂するのが分かっているから、仕方なく応じていた。妻が相談に訪れる直前には、夫は夜になると必ず妻の下着を詳しくチェックし、浮気の痕跡が残っていないかと「ためつすがめつ」精査するようになっていたという。

妻は、夫が精神病に罹《かか》っているのではないか、それとも痴呆(まだ当時は認知症という言葉はなかった)が始まりかけているのではないかと心配して相談に来たのだった。たとえ離婚をするにせよ、夫が心を病んでいるのなら話が違ってくるから、と。

そこで、とにかく夫を呼び出して会ってみることにした。だが、あなたは頭がオカシイとしか思えないからとりあえず来てください、などと告げるわけにはいかない。奥さんが「うつ状態」なので、夫の協力を仰ぎたいという名目で来てもらった。

夫は退職しているのにビジネススーツ姿で登場した。「妻のせいでご迷惑をおかけします」などと言葉遣いもきちんとしている。いかにも血圧の高そうな、また仕事のうえでは「押し」の強そうな、眉毛が濃く、やや肥満気味で浅黒い肌の男性だった。妻に対する言動から察するに、昨今であればパワハラやセクハラに相当する行為を平気で会社で行いそうに見えた。そして水を向けると彼は、傲慢な態度で自己正当化に満ちた自分語りを始めた。

いかに自分は仕事のうえで優秀だったかを彼は力説した。本当は部長になれるはずだったのに、部下の不祥事で機会を逸してしまったのが悔しくてならない。あなたには分からないでしょうが、この業界で課長になるだけでもどれだけの能力と努力が必要なことか。自分は散々苦労してきたのに、その間も妻は呑気に油絵なんかに「うつつ」を抜かし、それどころか冴えないカルチャーセンターの講師なんかと浮気をしていたかと思うと実に腹立たしい。

浮気をどのように察知したのかと尋ねてみると、なぜか写真の件には言及しない。その代わり、妻と同衾《どうきん》した際に感触で分かったと説明するのである。声をひそめ、「先生ならお分かりでしょう」などとウインクでもしそうな調子で同意を求めてくるので気分が悪くなった。しかも自信満々に付け加えるのである。「妻を抱けば、浮気なんてすぐに分かりますよ。ほら、〈万年筆と女房は他人に貸すな、癖が移る〉と申すじゃないですか」と。呆れるばかりに低劣極まりない話ではないか。

一流企業の管理職だった男がこんなことを言い出して、毎晩妻の下着を隅々までチェックするのである。これまた晩節を汚す行為ではあるまいか。

とりあえず様子を見ていくしかない。もし何らかの精神疾患なら、遅かれ早かれもっと別な症状も出てくるだろう。妄想がさらに発展したり、不眠や不安が随伴《ずいはん》してきたり等々。だがそんな様子はなかったし、痴呆が徐々に顕在化してくるわけでもなかった。結局夫婦は離婚し、夫は家でそのまま独り暮らしを送っていたが、ことさら生活は破綻しなかったようである。これで存分に女遊びができると張り切ったわけでもなかったらしいし、セルフネグレクトにまでも至らなかった。どことなく釈然としない顚末であった。

厄年のこと

わたしの上司にせよ万年筆課長にせよ、二人には妄想が生じていた（自分が馬鹿にされているとか、妻が浮気しているとか、むしろ妄想で味付けされた誤解といった印象ではあるが）。言動には常識の範囲を踏み越えている部分があった。けれども、それらの妄想には、彼らのわだかまりが透けて見える。上司の妄想には、自分が十分に認められていないという悔しさや、どこか自分に自信を持てない危うさが隠されていた。万年筆課長には、出世への未練や性的欲望が彼本来の卑しさと混ざり合って沈殿していた。

浅ましさのみならず、いじらしさまでが感じられ、苦笑しつつも目を伏せたくなる。だがそんなことを思うのはわたしが現在彼らと無関係だからで、渦中においては辟易せざるを得ない。

どうも六〇歳の節目の前後で、ことに男性は、あまりにも分かりやすい形で逆上しがちらしい。それはしばしば被害妄想や性的な妄想へと結実し、心の暗部を開陳してしまう結果をもたらす。恥こそがもっとも忌避したいものであったろうに、彼らは結果的に自ら露骨に恥を曝している。プライドの高い人たちであったはずなのに。

男の大厄は六一歳（数え年）という。この前後は、定年であるとか、それなりに人生を総括しなければならない時期である。自分は今までどんな実績を残したのか、どれだけ他人に誇れる生き方をしたのかを問われる。はっきりと問われなくとも、振り返らざるを得ない頃合いのようである。そのときに、自画自賛できる者は少ないだろう。忸怩《じくじ》たる気分、他者への妬みと憎悪、虚しさと痛恨などが一気に前景化して扼腕《やくわん》する。そのような際に、案外と簡単に人は妄想を作り出してしまうらしい。ある種の自己正当化であり、妄想の姿をした自己弁護でもある。

似たような人たちには結構たくさん出会っている。抗幻覚妄想薬（主に統合失調症に用いられる）を処方してみても効果はない。しかし時間が経つと、有耶無耶というか妄想は曖昧になっていくようである。その代わり、彼らはどこかエネルギーを失っていることが多い。老け込んだ印象を伴いがちである。

歳を取り損ねる

わたしは晩節を汚してしまうような妄想老人（いや、老人一歩手前かもしれない）を見ると、ああこの人は歳を取り損ねているなあと思わずにはいられない。病的ではあっても、病気とは違うありようだろう。

歳を取り損ねた人たちの筆頭は、おそらく「暴走老人」であろう。藤原智美の『暴走老人！』（文藝春秋）が刊行されたのは二〇〇七年だった。キレやすく独善的、自分勝手で常識を弁えない見苦しい老人たちの姿に目を向け、その背景を論じた快著によって暴走老人という言葉はすっかり世間に定着した。だが彼らはその後ますます増え、迷惑ぶりもエスカレートしたようだ。一〇年後の二〇一七年には高橋ユキの『暴走老人・犯罪劇場』（洋泉社新書）が刊行され、ここでは犯罪から法廷に立つことになった暴走老人たちが活写されている。また高齢になってからアウトな行為によって犯罪者となった老人に「アウト老《ロー》」と、ナイスな呼称を与えている。

彼らに特徴的なのは、プライドの高さ、執着心の強さ、被害者意識、不寛容さ、歪んだ正義感などである。つまり彼ら暴走老人やアウト老たちは、自分が迷惑で図々しく高圧的で独りよがりであるとは思っていない。驚くべきことに、尊敬され一目置かれVIP扱いされるべき「筋の通った人物」だと信じている気配がある。だから平気で列に割り込んだり（VIPだから）、電車で坐っている妊婦に席を譲れと怒鳴ったり（年寄りは労《いたわ》られるべきだから）、クレーマーと化したり（正義を貫くから）、自分を棚に上げて相手の言葉遣いや態度に文句を言う（尊敬されるべきだから）。失礼とか厚かましいといった自覚がなく、自分を客観視できない。

歳を取れば、前頭葉の機能が低下して心のブレーキが利きにくくなる。子どもの頃は年長者を敬うようにと教えられてきたのに、いざ自分が老人となってみたら誰も敬ってくれないどころか親切にすらしてくれない。IT化が進み、スマホやPCを使いこなせなければ日常生活すらスムーズに送れない。セルフ・レジが導入されたり、仕組みの分からないタッチパネルと向き合わねばならなくなり、戸惑っていると後ろに並んでいる若者に舌打ちをされそうな気がする。今まで生きてきて身に付けたスキルが役に立たず、見知らぬ機器やシステムに翻弄されて気が休まらない。まるで世の中全体が自分を疎外しているように感じられる。昔ならば、隠居とか長老とか相談役とか人生のベテランとしてそれなりのポジションを与えられていたのに、今や老人には居場所がない。シルバー人材センターやデイサービス、老人倶楽部や敬老会などは自分の老いや衰えを認めるようで気が進まない。結果として、孤独な老後を送らざるを得ない。どこかがおかしい。自分は損をしている。と、そんな調子で心の底に甘えを秘めつつ、ひたすら嫌な老人になっていくのであろう。

暴走老人やアウト老は、やはり男性であることを前提とした概念だろう。男尊女卑、年功序列、権威主義、一方的な決めつけなどが骨の髄まで染み込んでいるから、あのような醜態を曝せるのだろう。彼らの起こすトラブルには、どこかハラスメントの延長といった感触を伴いがちだし、セルフネグレクトに向かう人々とは異なるベクトル――世俗的価値観への執着といったものが見え隠れする（つまり俗悪とかキッチュに近いトーンが漂っており、だから浅ましくも滑稽で無防備な印象がある）。

では女性の場合は、どのような形で歳を取り損ねるだろうか。

ひとつは意地悪婆さん化だろう。たんなる意地悪よりも度を越して「えげつない」ものの、暴走老人やアウト老ほどには目立たない。もうひとつは、かなり途方もない妄想を平然と語るタイプのような気がする。そうした妄想のひとつは、たとえば「幻の同居人」と名づけられたものである。

幻の同居人

米国のニューハンプシャー・ホスピタルに勤務する精神科医、エドワード・E・ローワン

Rowan E.E. が一九八四年に専門誌 Am J Psychiatry に発表した論文に、幻の同居人 phantom boarders という言葉が出てくる。

自宅の屋根裏、天井裏、地下室、床下、納屋など、普段は立ち入らない薄暗い空間へ、いつの間にか見知らぬ人間が住みつき、居間から物を盗んだり悪戯をしたり、さもなければ天井越しに会話や騒ぎが聞こえるといった内容の妄想をローワンは三例紹介し、そこで幻の同居人という造語を披露したのだった。重要なのは、いずれも孤独な暮らしをひっそりと営んでいる老婦人の妄想であり、また認知症や統合失調症などの精神疾患は一切患っていないということである。正常なのに、幻の同居人という突飛な（だがどこかフォークロアめいたトーンもある）存在を主張するその不思議さが、ローワンに論文を執筆させた動機であった。

わたしがこの言葉を知ったのは、実際に出会った幻の同居人のケース（およそ三〇年近く昔のことである）にかなり困惑し、あれこれと調べてみた結果であった。アメリカであろうと日本であろうと、孤独な老婦人の想像力には通底したものがあったのである。

ではわたしが遭遇したケースとはどのようなものか。

都内の下町に建つ古い木造モルタルアパート（二階建て）の一階に、その老婦人は住んでいた。七〇を越え、年金でひっそりと暮らしていた。腰痛以外に身体的問題はない。夫を一〇年前に亡くし、子どもはいなかった。親族との交流もなかったようだ。人付き合いはほとんどなかったが、ことさら人嫌いであるとかエキセントリックな性格の持ち主というわけではなかったし、身なりも整い挨拶もきちんとする。ペットはいなかったけれど、窓際に小さな水槽を置いて金魚を飼っていた。室内はそれなりに小綺麗に片付いている。

老婦人はある日、大家に相談を持ち込んだ。ときおり公園で見掛ける中年男性が、いつの間にか天井裏に忍び込んで住みつき、息を殺して彼女の動向を窺っている。そして彼女が買い物に出掛けたり銭湯に行っている隙に素早く室内に降り立ち、あたりを物色してちょっとしたモノを盗んだり悪ふざけをしていくので困っている、と。

突拍子もない話なので大家は面食らいつつ、詳細を問い質してみた。するとくだんの中年男性は、亡くなった夫の写真、櫛、こけし、カーディガンなどを失敬し、あるいは日めくりのカレンダーを一枚余計に剝がして翌日の日付にしてしまったり、夏物と冬物の衣類をわざとごちゃごちゃにしてしまうなどの狼藉を働くという。大家は老婦人が痴呆（当時の名称）ではないかと疑い、もし痴呆だったら火の不始末で火事を起こしたりトラブルにつながるのではないかと心配し、保健所に相談を寄せた。そこからわたしが勤務していた「保健所に近い位置づけの機関」にケースが回され、結果的に当方が老婦人を直接訪問してみることになったのであった。

実際に彼女に会ってみると、痴呆とは思えない。生活も破綻なく営まれている。愛想も良く、知的能力にも問題はなく、常識も弁えている。極端な性格的偏りとか、統合失調症などの精神疾患とも考えにくい。にもかかわらず、天井裏にひそむ男について水を向けると、途端に饒舌になるのである。饒舌ではあるが声をひそめ、被害のあれこれについて詳しく語る。ではその天井裏の男に腹を立てたり恐怖を覚えているのかというと、必ずしもそうではない。先日は、男は罪滅ぼしのつもりか水槽に金魚を一匹足していった、と。なるほど確かに水槽には二匹の金魚が泳いでいる。が、以前は一匹だけだったのか否かはわたしには確かめようがない。彼女は天井裏の男に対して、困ってはいるけれど、案外いいところもある奴だと思っているフシがあるのだ。

やがて彼女はわたしを促し、奥の部屋の襖を開け放った。蛍光灯の紐を引っ張って室内を明るくすると、赤茶けた畳敷きの四畳半で、寝室に使っているらしい。老婦人は押し入れを開けた。蒲団だの段ボールの箱だのが入っているが、押し入れの上の段は荷物が片方に寄せられ、空きスペースが確保されている。

彼女は、「ほら、ここから入ってくるんですよ」と指差す。押し入れの空きスペースからはちょうど天井板が見えるが、そこに厚紙とガムテープが貼られている。老婦人がガムテープを剝がすと、既に天井板の一部が外されている。アパートの一階と二階との間には高さが三〇センチくらいの、天井裏（二階からすれば床下）に相当する真っ暗な空間が広がっており、それが板の外された矩形《くけい》の穴から黒ぐろと見えた。

「ね、この穴から入ってくるの。こうやって厚紙で塞いでいるけど、やっぱり駄目なのよ」

いくら何でも天井裏からこの穴を潜って室内へ侵入するのは無理だろう。せいぜい幼稚園児のサイズの人間なら可能かもしれないが。

わたしは穴から見える黒く濃密な空間の「異界めいた」トーンと、老婦人の語る内容の荒唐無稽さに狼狽した。ぞっとしたのである。さらに、彼女が天井裏の男に対してある種の親近感を覚えているらしいことが気になった。

いったいこの天井裏の男、すなわち幻の同居人とは何であるのか。

一つは自分の忘れっぽさや記憶違い、些細な失敗などを帳消しにしてくれる便利な説明装置なのだろう。また、孤独な生活の心細さや世間に対する不安や猜疑心が、天井裏からの闖入者《ちんにゅうしゃ》という形で具現化されているのだろう。さらに、幻の同居人と老婦人とのあいだには、ある種の馴れ合いというか奇妙な絆が成立している。おそらく幻の同居人は悪戯好きだけれど憎めない存在という点において、座敷童に似た位置づけなのではないか。

考えようによっては、天井裏の男は怪奇でグロテスクかもしれない。だが視点を変えれば、あまりにも痛切で胸に響く存在ではないか。幻の同居人を実在すると主張しなければ、老婦人の日々は虚しく索漠《さくばく》としたものになってしまうのだろう。もしかすると彼女は、子ども時代にはイマジナリーフレンド（空想の友人）を、老いてからは幻の同居人を必要とする人生であったのかもしれない。

これは精神科医が扱うべき事案なのか

それにしても、幻の同居人とともに生きる老婦人は「歳を取り損ねた人」なのだろうか。暴走老人やアウト老はまぎれもなく歳を取り損ねた人たちだと思う。彼らからは不快感や嫌悪感しか生じない。だがそうした陰性感情の中には、彼らと同様の要素がわたし自身の中にも隠れているのを自覚しているがゆえの腹立たしさが含まれている。他方、幻の同居人を作り出さずにはいられない老婦人の気持ちには大いに共感したくなる。当方もまた孤立しがちで、引きこもりがちの人生を送っているがために、余計にそう思ってしまう。しかしそれでもなお、彼女もまた「歳を取り損ねた人」であると言わざるを得ないだろう。残念だけれど。

歳を取り損ねた人たちとわたしとの間に、明瞭な境界線はない。いやそれどころか、わたしもまたセルフネグレクトの罠にいつ陥るかも分からない気がするし、母が亡くなった今も母との共依存関係を引きずっている。

本章のタイトルは「これは病気なのか」であった。なるほどこの章で紹介したケースは、少なくともある瞬間、ある角度から見れば精神を患っていると見なされても無理がない。けれども、精神科の薬や入院によって解決がつくものではない。カウンセリング等の精神療法も、現実的には効果が疑わしい。そうした意味では、病気ではない。むしろ本人における価値観や世界観の問題だろう。場合によっては、幸福を追求するためのひとつの形ですらある。

こうなると本章で述べたような事案に精神科医が関与するなど「おこがましい」といった話になってくるかもしれない。にもかかわらず、少なくとも薬物療法や精神療法の対象となるような精神疾患なのか否かの区別をつける作業を、差し当たって精神科医は行わねばならない(治療対象となるようなケースを見落とすのは、当人を苦しませるだけだから)。そして治療の対象外ということになっても、世間は精神科医こそが彼らと向き合うべきだと考えたがる。

そのような曖昧な領域が精神科医療にはあれこれと存在し、しかもしばしば身につまされてしまうのだ。その結果としてわたしは不全感や無力感や自己嫌悪をあらためて痛感する羽目に追い込まれる。いったいわたしは何をしているのだろう。

終章　治ることと元に戻ること

原状復帰

前章の冒頭で、精神科医療が目指すもののひとつとして「心の原状回復」を挙げたのであった。すなわち、治療によって心を病む前の状態に患者を戻そうという試みであり、そうなると精神科医は心の修理屋、修繕係ということになる。修理を施され症状の消えた患者は、発病以前の「健康な」心の持ち主に立ち戻って人生の再スタートを切るわけである。

しかし、元に戻ることがベストなのか。発病前は果たして健全な精神状態であったと言い切れるのか。そんな単純な二分法で良いのか。

がむしゃらに働いて素晴らしい成果を挙げていた営業マンが、何らかの精神的不調に陥ってしまったとしよう。そのために仕事なんかできなくなってしまう。本人は心の原状回復を切望するに違いない。また頑張れるようになって優秀な成績を残したい、と。そして実際に治療を受けて回復し、ブランクの遅れを取り返すかのように、またしてもがむしゃらに働く——もしもそんな様子を目にしたとしたら、わたしたちは彼の闇雲な突撃精神に対してどこか盲信的で不健康なニュアンスを感じ取らずにはいられないのではないだろうか。病気になったのを機会に今までの自分の生き方を振り返って、がむしゃらこそ正義みたいな考え方を見直したほうが賢いのではないのか。もしかすると、人生への振り返りや見直しを要請するために病気は生じたのではないのか。そんな思いを持ちたくなりそうな気がする。

統合失調症の患者は、発病前からいささか風変わりな生き方をする場合がある。何年浪人しようとお構いなしに延々と東大受験のみを繰り返し、中年を迎えても働かず結婚もせず、もはやコントにでも出てきそうな浪人生の生活に明け暮れるとか（目指せ東大、今年こそ！）、司法試験の受験に全人生を注ぐとか。明らかにどこか逸脱したトーンを醸し出している。東大合格や司法試験合格はもっと重要なことを成し遂げるための手段でしかないはずなのに、手段が目的化してしまったかのような不自然な生き方をしているではないか。やがて統合失調症を発病したとして（周囲の人たちは、やはり、と妙に納得するかもしれない）、ならば虚しく受験を反復していた頃の精神状態に当人を戻せば治療は成功したことになるのか。

精神科医の松本雅彦は『日本の精神医学この五〇年』（みすず書房二〇一五）で、以下のように述べている。

しかし、統合失調症という病いは、その人の素質、生育歴、生活史、発病状況など、性格、人格、環境と切っても切れない「病気」であることもたしかである。統合失調症を、科学的医学的な「疾病」として当人の人格から切り離して論じることはできない。（中略）コブ取り爺さんのコブを取るのとは異なり、その個人の人格から schizophrenia（引用者注・統合失調症のこと）を取り外すことなどできない病気なのではないか。

とりあえず薬剤によって幻覚や妄想や興奮を（コブ取り爺さんのコブを取るように）取り除く――そこまではいいだろう。だが、（さきほどの例で申せば）また以前のように東大受験や司法試験受験の生活へと本人を戻すことが精神科医療の目標ではあるまい。そんなことは馬鹿げている。いささか異常な受験への固執もまた潜在的な統合失調症の症状であると見なすこともできようが、ではどこまでが「潜在的・潜行的な統合失調症状態」であるかを見極めるのは事実上無理だろう。

原状復帰という言い回しは、あたかも単純明快なようでいて実際にはきわめて曖昧な言葉なのである。

T君のこと

統合失調症に関してわたしがもっとも衝撃を受けた体験は、ある都立の精神科病院に勤務していたとき、小学校の同級生だったT君と中庭でばったり出会ったことであった。彼は統合失調症の患者として通院しており、付き添っていた彼の母親（とても教育熱心な人だった）が白衣を着たわたしを一目で確認したのである。彼女から声を掛けられても、わたしはしばらくのあいだ何が何やらで状況を把握できなかった。

二〇年以上会っていないのに、彼の母はなぜわたしを遠くから認識できたのか。それも驚きだったが、T君は小学校時代の面影をしっかり留めていた。秀才で洗練された感性の持ち主だった。一人っ子同士で仲が良かった。彼は私立の中学校へ進んだが、中一のときに一緒にジャン＝ポール・ベルモンド主演の映画『リオの男』を日比谷へ観に行った記憶がある。大学の数学科を卒業したところまでは風の便りに聞いていたが、その頃には既に関係性はフェードアウトしていた。

病気の経過は長いようだった。薬剤の副作用が出やすく、治療にはかなり難渋しているとのことだった。T君自身は「のほほん」としていたが、母親としてはこの久々の邂逅《かいこう》になかなか複雑な思いを抱かざるを得なかったのではないか。わたしの姿を認めても、一瞬、しらんぷりをしようかと迷ったりはしなかったのか。たんに懐かしさだけを覚えたわけではあるまい。そのことを想像しただけでも胸が痛む。

もしもT君が「心の原状回復」を遂げるとすれば、どこまで時間を巻き戻さなければならないのだろう。発病というか症状が顕在化した時点よりも、かなり遡らなければ心の健康度が高い状態には辿り着けまい。もしかすると、中学校くらいまで遡行《そこう》する必要があったのではないだろうか。でも彼の内面を中学生へ戻すなんて、明らかにおかしいじゃないか。やはり彼は彼なりに今現在を生きていくしかない。

中井久夫は一九八五年の論文「老年期認知症の精神病理をめぐって」(『「つながり」の精神病理』所収、ちくま学芸文庫二〇一一)で語っている。

それ(引用者注・認知症を「治す」ということ)は、統合失調症の治療が病前の状態の復元を目指すのではないことと似ている。統合失調症の場合は、発病前には非常に不安定な状態であるわけで、多少見栄えはしなくとも、より余裕のある生き方に出ることがポイントである。患者は、この治療目標を積極的に承認することが多い。もし、そうでない場合は、何かの個別的な「みはてぬ夢」にひっかかっているか、周囲がぐちをいったり、はげましの手段に「過去の栄光」を持ちだしている場合だろう。

おそらくT君も母親も、「より余裕のある生き方」を実践していたのだろう。だから彼女はわたしに声を掛けてくれたのだと思う。こちらとしてはそれを嬉しいと思うと同時に、いささかほろ苦い感情を覚えずにはいられなかった。

病という体験

心の原状回復といった発想には、病気とはつまり災難と同義であり、だから病気という不幸とは遭遇せずに済んだ「本来の人生」へ立ち戻りたい。そんな思いがあるのだろう。だがその考えはあまり現実的ではない。

確かに患者には被害者という側面があるだろう。不養生ゆえに心を病んだ、などと非難される「いわれ」もあるまい。けれども、病は横断歩道に突っ込んできた暴走自動車とは違う。

おそらく心の病については、

(a) 体質・性格・生育歴
(b) 環境とストレス
(c) 運勢

——この三要素が然るべく作用したときに発病を促すと思われる。

まず(a)については、松本雅彦も引用文(二六二ページ)の中で述べている通りである。これによって、その人がなりやすい病気の種類はかなり絞られてくるだろう。ある種の「お膳立て」であり、本人が自力でコントロールするのは難しい要素でもある。

いっぽう(b)もまた、抗い難い要素だろう。ブラック企業的なヘヴィーな状況が本人を押し潰すような場合もあろう。(a)と組み合わさって、なぜか本人が東大受験に固執し、中年になってもニートのまま不安感に満ちた受験生として生き、もはや統合失調症の前駆状態なのか「変わり者」の範疇なのかも判然としないまま、特別な契機もなく発病といったケースもあるかもしれない。

ここでまた個人的な話を述べさせていただく。大学受験の頃、数学の問題集を解いていた。文庫本より一回り大きいくらいの本であった。問題は簡単なものから難解なものへと順番に並べられており、最初から解いていけば自然に実力が向上するといったコンセプトになっていた。

さてこの本に取り組んでいて、かなり易しいレベルのはずなのに解けない問題と出合った。あれ？ こんな問題が分からないとは……。とりあえずスルーして他の問題に挑戦してみると、それはどうにか解答に辿り着く。結構難易度の高いレベルにまで進むこともできる。にもかかわらず、易しいはずの問題に「なぜか」分からないものが一問だけある。巻末の解答篇を見ても、答えだけしか書いてない。解けて当然とばかりに、解答に至るプロセスが省略してあるのだ。これではお手上げだ。友人に教えてもらうのも、レベルが低い（ということになっている）問題なのでプライドが許さない。

どうしてこんな問題が手に負えないのだろう。気になって仕方がない。気になるあまりに、他のことが手に付かなくなってきた。四六時中、この数学の問題が頭の中に居座ってわたしを嘲笑しているような気がしてくる。おそらくこの問題には、自分にとってきわめて重要な「心理的な盲点」が隠されているに違いない。もしかするとその盲点は、人生を営むうえで決定的な意味を秘めているのではないのか。今までの生活においても、意外な失敗だとか、自分でも首を捻りたくなるような失態や誤算が数多くあった。ひょっとしたらそれらの原因はことごとくこの練習問題にひそむ心理的盲点と共通のものに立脚しているのではあるまいか？

そんな具合に話が壮大になってきた。この問題さえ解けるようになれれば、芋蔓《いもづる》式にわたしの弱点というか至らぬ部分がすべて克服され、人生はきらきらと輝き始めるのではないのか。そんな馬鹿げたことを本気で思い、ますますその初級練習問題に執着してしまうのだった。

結局、もともとわたしは詰めの甘い人間ゆえに、一週間くらい経ったら何だか面倒になってきて「まあ、どうでもいいや」と投げ出してしまった。根性に欠けていたから、我に返ることができたわけである。今になって振り返ってみれば、それが正しかったのである。あのまま数学の問題に粘着していたら、もしかすると統合失調症あたりを発病していたかもしれないなどと思わずにはいられない。かなり危険な縁に立っていたかもしれない。そんな記憶が生々しく残っているので、わたしは患者に親近感を抱きがちだし（発病していたら、彼らと同じ立場に置かれていただろうから）、また（a）と（b）の組み合わせはなかなか侮れないと痛感している。

数学の問題集によって妄想レベルにまで追い込まれかけていたわたしが現実へと無事に戻ってこられたのは、ひとつには忍耐力の乏しさがあったわけで、それも（a）に属する。どうやら（a）には両刃の剣といった性質があるようだ。しかしそれだけではない、やはり運が良かったのである。つまり（c）である。どうこう言っても、なるほど最終的には運次第ということなのかもしれない。それを言い出したら身も蓋もなくなってしまうかもしれないけれど、まあ運勢が関与するのは確かだろう。

では心の病は、不運がもたらした災難でしかないのか。

そうではあるまい。やはり（a）や（b）に不協和音が混ざり込んでいたからこそ、悪運が付け入る隙が生じたのである。でも発病前にはなかなか不協和音ないしは不自然さを自覚できるものではない。違和感は覚えても、それ以上は掘り下げられないものだ。だから発病によって患者は戸惑ったり混乱すると同時に、病の到来にどこかしら納得した気分も覚えているものである。もちろんその納得感（案の定、という気分）を素直に認めることは少ないけれど。

多かれ少なかれ納得した気分が生じるからこそ、今までの自分は無理をし過ぎていたのではないのか、自分を誤魔化して生きてきたのではないのかといった感覚が立ち上がってくる。すなわち、がむしゃらに働き過ぎていた営業マンや、受験勉強だけに日々を浪費してきた中年受験生が方向性を変える「よすが」となる可能性が出てくるだろう。病を体験することで、もう少し現実的で無理のない生活へ切り替えることが可能になるかもしれない。もしそれが実現すれば、病気になることで得るものもあったということになるだろう。

もっとも実際にはそんな上手い具合に事態が推移する可能性は低い。うつ病や神経症なら、そのようなことが起きる可能性は比較的高いだろう。では統合失調症の場合はどうか。あれこれと紆余曲折を経て、中井久夫が述べるように「多少見栄えはしなくとも、より余裕のある生き方」を身に付けていくようだが、むしろ妥協や「なしくずし」に近いようにも見える。でもそれが正解なのだろう。

けれども――

もし病を乗り越えて安定に至った患者が、「わたしは病を体験して良かったと思っています。病こそがわたしに本来の生き方を呼び戻してくれたのです」と当方に語ったとしよう。そこで「そうなんだよ！　よくぞ言ってくれたねえ！」などとわたしは明るい表情で応じるだろうか。そんなことはない。おそらく微妙に強張った笑みを浮かべつつ、「そうかい。でも患ったことを無理に〈価値ある体験〉と思わなくてもいいんだよ」と弱々しく呟きそうな気がする。病気に対してあんまり素直に、肯定的な態度を示されると、切なくなってしまうのだ。もっと悔しがったりふて腐れていいんだよ、無理をしたり背伸びするのはちっとも悪くないんだよ、と囁きたくなる。君は柔軟性を欠いていただけだったと思うよ、と。

着地点を定めるのは、容易ではない。

おわりに

精神科医になって間もない頃、山の中にある精神科病院へアルバイトに通っていた。昔ながらの木造の病棟で、大部屋は赤茶けた畳敷きである。古くて汚くて、気が滅入った。

患者のS氏（男性）は三〇年以上入院をしていた。痩せて蓬髪《ほうはつ》、髭を伸ばし、行者のような印象の人であった。もはや身寄りが誰もおらず、アパートでの独り暮らしも能力的に困難で、当時はグループホームなどなく、病院側としても退院させようにもできないのであった。彼自身も、とうに社会復帰への意欲を失っていた。生活保護を受けていたから、病院は損をしないで済んでいたが。

S氏は石のように沈黙している。言葉を発しない。一〇年以上前からひと言も喋らなくなり、他人と交わることもなく、何もしようとしなくなったという。ひたすら超然と、大部屋の隅で静かに過ごしていた。特別な理由があって喋らなくなったわけではないらしい。何を考えているのか、何を感じているのか、そういったことがまったく窺い知れない。筆談も拒む。もちろん薬を調整してもそれで喋るようになったりはしない。彼の担当になったわたしは困り果ててしまった。

仕方がないから、毎週その病院へ赴《おもむ》くたびに、壁を背に座禅を組むようにして坐っているS氏の隣にわたしも胡座《あぐら》をかいて坐っていた。白衣を着ていると威圧感を与えるのではないかと考え、白衣は脱いで坐った。そうして無言のまま二、三〇分もいると、正直なところ耐え難くなってくる。そこで試しに声をそっと掛けてみるのだが、もちろん無視をされる。

そんなことを半年近く繰り返した。そしてある日、S氏の視線と同じ方向にぼんやりと目を向けたまま、囁くようにして尋ねてみた。「ねえ、何かやりたいことってあります?」

すると驚いたことに、彼は独り言のように台詞を吐いたのである。

「縄を……綯《な》いたい」

綯う――すなわち、藁を縒り合わせて縄を作りたい、と言うのだ。発病前のS氏の実家は農業を営んでおり、土間で縄を綯うのは彼の大切な役割だったのであった。それはそれとして、一〇年ばかり片言隻句《へんげんせきく》すら発しなかった人物が、いきなり(そして遂に)言葉を口にしたのである。これはなかなかセンセーショナルな出来事ではないか。

なぜそのときに限って喋る気になったのかは、結局分からなかった。幻覚妄想の有無も確認できなかった。またこれを機に彼が内面を吐露したり、感情を表明したりするようになることもなかった。ただ相変わらず口は重かったものの、それでも必要最低限のことはぼそぼそ喋るようになった。治療という文脈においては一歩前進なのであろう、たぶん。

今になってこのエピソードを振り返ってみると、苦笑したくなるような、気恥ずかしくなるような気持ちが沸き上がってくるのである。

まず、よくもまあ毎週三〇分近くも無言の行に付き合っていたものだと思う。そんなことをしても成果の挙がる可能性は低かったし、治療上意味のある行動なのかどうかも覚束ない。医師としての倫理観とか、そうしたこととは無関係である。おそらく今のわたしには、あの頃のような根気はない。なお後日、北杜夫の『どくとるマンボウ医局記』(中央公論社一九九三)を読んでいたら(抗精神病薬が普及する以前の精神医療の現場を活写したエッセイとして、名著だと思う)、北もまた山梨の劣悪な環境の精神科病院で、大部屋に入るときには白衣を脱いで周囲に溶け込もうとしていたと書いてあるのを見つけ、懐かしい気分にさせられた。

そして、これこそ自分自身に対して苦々しくなるのだけれど、S氏の緘黙《かんもく》(喋ることが可能なのに口を噤《つぐ》むこと)にわたしは過剰な思い入れをしていた。もし彼が口を開いたなら、きっとそこからは純化され、しかも世のありようの根源を突くような重く鋭い言葉が出てくるのではないのか。なぜなら一〇年以上もひたすら沈黙を守ってきたのである。常人には不可能なことだ。そのあいだに蓄積された思いや考えはどんどん深まり、炭素が強烈な圧力下でダイヤモンドとなるように言葉は圧倒的な強度と純度を獲得しているのではないか。いわば詩にも匹敵する言葉を耳にすることが可能になるのではないか。虚を衝くようなひと言が発せられるのではないか。わたしは本気でそんな期待を（さすがに四割程度ではあったが）抱いていたのである。

だが実際に出てきた言葉はどうであったか。「縄を……綯いたい」。なるほどS氏にとって切実ではあったしそこから察するべき事情も大いに含まれてはいた。が、わたしが一種の文学的興味で熱く期待していたものからはいささか隔たっていた。もっと抽象度が高い（あるいは象徴的な）、託宣《たくせん》のごとき言葉を望んでいたのに。

しかし――そんなことで失望されたら彼もいい迷惑であろう。まさに余計なお世話だ。おかしな心当てをするほうが変だ。

まったくその通りで、自分の期待のありようにはチープで自分勝手な似非《えせ》ロマン的心情が卑しげに根付いていることに今さらながら気づき、わたしは赤面せずにはいられないのである。

こうした傾向は、実は今でも多少なりとも持続している。そんな類の期待はむしろ有害であると分かっていても、どこか期待してしまう。一般向けに書いたわたしの事実上のデビュー作は『ロマンティックな狂気は存在するか』（大和書房一九九三）であり、タイトルに対する答は「ノー」であった。そのくせ、三〇年近く経ってもいまだにわたしは余計なことをつい考えてしまう。

本書の「はじめに」において、わたしは診察におけるパターンという概念の重要性を述べているけれど、そうしたことを強調したがる心性の背後には、我が似非ロマン的心情への警戒感が潜んでいるのかもしれない。

この本では、精神疾患についての正しい「病気らしさ」を把握し、リアルなイメージを獲得していただくことを目標にしたのであった。さらにその派生として、そもそも病気とは何なのか、治療の意味、幸福のありよう、普通であるとはどのようなことなのか等について（いささか斜に構えつつ）言及した。それらはマンガで「分かりやすく」描いても伝わらない種類の案件であり、また健康雑誌のようにネガティブな側面をスルーしたがる姿勢とは大きく異なるだろう。だからこそ書く意味があったとわたしは考えている。

なお本書では依存症・発達障害・認知症については項を立てて論じていない。不満を覚える向きもあろうが、これら三つのテーマは治療や対応を含めて記述していくと本全体があまりに膨らんでしまい、またそれぞれのテーマに特化した良書が数多く出版されているため、あえて割愛した次第である。

執筆を勧めてくれたのは椛島良介氏であった。氏とは二〇〇五年に集英社新書から『奇妙な情熱にかられて――ミニチュア・境界線・贋物・蒐集』という本を作っているので、一六年ぶりの共同作業ということになる。本書と『奇妙な情熱にかられて』、この二冊を並べることでひとつの世界観が提示されることになるだろう。
　集英社インターナショナルの河井好見氏には進行を担当していただき、助言のみならず怠惰な精神を支えてもいただいた。お二人に感謝すると同時に、ここまで付き合ってくださった読者諸氏にも心から御礼を申し上げたい。

二〇二一年四月二五日、ダニエル・デフォーの『ロビンソン・クルーソーの生涯と奇しくも驚くべき冒険』が一七一九年英国で出版された日に

春日武彦

あなたの隣《となり》の精神疾患《せいしんしっかん》

二〇二一年六月一二日　第一刷発行

インターナショナル新書〇七三

春日武彦《かすが　たけひこ》

精神科専門医、作家。一九五一年、京都府生まれ。日本医科大学卒業。医学博士。産婦人科医を経て精神科医に。都立精神保健福祉センター、都立松沢病院精神科部長、多摩中央病院院長等を経て、成仁病院勤務。甲殻類恐怖症。『猫と偶然』（作品社）、『援助者必携　はじめての精神科』（医学書院）、『無意味とスカシカシパン』（青土社）、『鬱屈精神科医、怪獣人間とひきこもる』（キネマ旬報社）など著書多数。

著者　春日武彦《かすがたけひこ》

発行者　岩瀬　朗

発行所　株式会社 集英社インターナショナル
〒一〇一-〇〇六四 東京都千代田区神田猿楽町一-五-一八
電話 〇三-五二一一-二六三〇

発売所　株式会社 集英社
〒一〇一-八〇五〇 東京都千代田区一ツ橋二-五-一〇
電話 〇三-三二三〇-六〇八〇（読者係）
〇三-三二三〇-六三九三（販売部）書店専用

装幀　アルビレオ

印刷所　大日本印刷株式会社

製本所　加藤製本株式会社

　ISBN978-4-7976-8073-7　C0247

インターナショナル新書

072
ランボーはなぜ詩を棄てたのか
奥本大三郎

一九世紀フランスの天才詩人アルチュール・ランボー。二〇歳で詩作を棄てるまでの半生を、著者による詩の新訳とともに追う。そして難解な散文詩「イリュミナシオン」から「詩を棄てた理由」を読み解く、意欲作。

074
ルポ 日本のＤＸ最前線
酒井真弓

日本再生の鍵と言われる〝ＤＸ（デジタルトランスフォーメーション）〟。その実態とは？ 官民の枠を超えて「ＤＸの最前線」に立っている人々を取材。その足跡から「真のデジタル化」への道筋を探る。

075
ゴミ清掃芸人の働き方解釈
滝沢秀一
田中茂朗

今、必要なのは改革よりも解釈だ！ お笑い芸人とゴミ清掃人というダブルワークを実践する著者がたどり着いたのは数々の「働き方解釈」だった。それは働くことについて悩み考える、すべての人へのヒントとなる。

076
明治の説得王・末松謙澄
言葉で日露戦争を勝利に導いた男
山口謠司

文章で日本を創り、日本を守った男、末松謙澄。大日本帝国憲法を起草し、渡欧して黄禍論に立ち向かうなど世界を舞台に活躍し、日本を近代化に導いた知られざる明治の大知識人の足跡を辿る。